Brigitte Haertel

Die Stunde des Nachtwinds

Brigitte Haertel

Die Stunde des Nachtwinds

Protokoll einer Trauer

Patmos Verlag

Für Günter

Noch sehr lange nach seinem Tod sagte ich: *unsere* Wohnung. Ich schaffte es nicht, *meine* zu sagen, ja, ich konnte es nicht einmal denken. Ich schaffte es auch nicht, seine blauen, über einem Kleiderbügel an der Garderobe schaukelnden Hosenträger zu verstauen. Betrat ich die Diele, starrten sie mich traurig an, so, als wollten sie ihre Geschichte erzählen, ihre und die Geschichte des Mannes, an dessen Brust sie in den letzten Monaten seines Lebens geklebt hatten. Sie hatten seine Hosen vor dem Herunterrutschen bewahrt, als sie wegen seines erschreckenden Gewichtsverlusts immer weiter wurden.

Der Mann, dem diese Hosenträger gehörten, war mein Mann. Vor zweiundzwanzig Wochen ist er gestorben.

Seit dem 30. Mai 2021, einem helllichten Sonntag, der ihn um 16.12 Uhr ins Dunkel des Todes holte, lebe ich in einem Gemütszustand, den man Trauer nennt, in einem Land also, das niemand kennen kann, bevor er es betreten hat. Es ist ein wildes, ein stürmisches Dämmerland mit tiefen Tälern und reißenden Gewässern, manchmal eine Einöde mit schattenloser Weite, still und endlos und ausgedörrt. Ein Land, in dem innere Bilder sich aufdrängen, jeden Tag, jede Stunde, jede Minute. Bilder von glücklichen Augenblicken, Bilder der letzten Tage seines Lebens, die ich nicht hereinlassen, denen ich den Weg versperren will, weil sie zu weh tun. Auch Worte stürmen nach vorn in diesem Land, Worte der Liebe, Worte des Zorns, ungeborene Worte.

Und sie schmerzen, die Bilder und die Worte: weil sie von meinem Liebsten erzählen, der nicht mehr ist, und um den dennoch in Endlosschleife mein Geist kreist. Und dann kommt es wieder, dieses eine Wort, das schlimmste. Es schreit zwischen meinen Schläfen und in meinen Eingeweiden: Nie mehr. Niemals mehr.

14. Oktober 2021

Heute Morgen brach wieder einer der schlimmen Tage über mich herein, an dem ich es weder zum Friedhof noch sonst irgendwohin schaffte, an dem mich das Heimweh nach ihm übermannt und mir das Herz zusammengequetscht hat wie eine Ziehharmonika. An solchen Tagen bin ich froh, wenn es Abend wird. Oder, wie eine Trauerbegleiterin mir schrieb: Jeder überstandene Tag ist ein erfolgreicher Tag.

Dass der Tod mir meinen Mann weggerissen hat, fühlt sich an wie eine Amputation ohne Betäubung – eine offene Wunde.

Unvorstellbar, dass sie jemals verheilt.

»Zwischen der Welt und mir steht eine unsichtbare Wand«, schreibt der Schriftsteller Clive S. Lewis in seinem Klassiker A GRIEF OBSERVED, in dem er die Trauer um seine Ehefrau reflektiert.

Ich frage mich, wie all jene Milliarden Sterblichen, die einen geliebten Menschen dem Tod überlassen mussten, wie sie diesen Verlust ertragen haben, wie sie es fertiggebracht haben, nicht verrückt zu werden.

Mein Körper schmerzt, als wolle er sich auflösen.

Mein Mann war ein stiller Mensch, der lieber zuhörte, als selbst zu reden; aber nie hätte er angenommen, es sei cool, weniger zu sagen als andere Menschen. Dieses Etikett habe ich ihm angehängt, weil es mir gefiel, in einer Runde von Vielrednern einen so aufmerksamen Mann vorweisen zu können.

Seine Ruhe hatte etwas Beschützendes.

Er hieß Günter Schneider, Günter ohne h, ein Name, der nicht viel hergibt, eher unglamourös, würde ich sagen. Dass es einmal der Name sein würde, an dem mein ganzes Sein wie an einem Seil baumeln würde, dass ich den zu diesem Namen gehörenden Menschen lieben würde wie ein anbetungswürdiges Gedicht, dass ich hätte aufheulen können wie ein angeschossener Wolf, als ich diesen Namen auf einer Todesanzeige schwarz auf weiß gedruckt sah, das alles hätte ich nie für möglich gehalten damals, als ich ihn so beiläufig traf und er sich mit diesem Namen vorstellte.

3. Mai 2021

Am Abend zuvor sind wir aus unserem Allgäuer Haus nach Düsseldorf zurückgekehrt. Morgens will er aus dem Bett steigen, wie an Tausenden Morgen vorher. Aber er schafft es nicht, fällt immer wieder zurück auf die Matratze. Ich denke mir nicht viel dabei, halte ihm meinen Arm hin, er schiebt ihn weg.

Dann setze ich Kaffee auf, wie an Tausenden Morgen vorher.

Auf dem Weg in die Küche drücke ich den Lichtschalter in der Diele, es macht tssst, ein Kurzschlussgeräusch, und es bleibt dunkel. Blöde Designerlampe, denke ich.

Wenig später sollte ich dieses Vorkommnis als böses Omen begreifen. Und noch später erkennen, dass es ab da keinen einzigen freudvollen Tag mehr in unserem Leben gegeben hat, dass es das war mit uns beiden, dass das Ende unserer Geschichte hier im Dunkeln seinen Anfang nahm und dass diese Geschichte viel zu kurz war.

Sie hatte ja erst vor acht Jahren begonnen, da war ich sechzig und er dreiundsiebzig Jahre alt.

Mein Mann hat es endlich aus dem Bett geschafft, er schlurft erschreckend langsam durch die Wohnung, aber ich jammere ihm etwas von der defekten Lampe vor – weil ich daran gewöhnt bin, dass er als Ingenieur alles wieder zum Laufen kriegt.

Diesmal nicht. Er winkt bloß müde ab.

Am nächsten Tag hat er einen Termin bei einem Neurologen; es besteht der Verdacht auf Parkinson, was ich, als der Arzt es ein paar Wochen zuvor in meinem Beisein vorsichtig aussprach, lachend abgetan hatte mit dem Satz: So ein Quatsch, er zittert doch gar nicht. Wie unerträglich und bescheuert muss ich ihm vorgekommen sein mit meinem vorlauten Gerede.

Mein Mann hatte geschwiegen. Er ließ mich einfach in dem Glauben, dass ich recht hatte mit meiner Einschätzung. Natürlich wusste er es besser.

Vor einiger Zeit hatte der Arzt ihm Physiotherapie verordnet: Versuchen Sie mal, das hält Sie beweglich.

Die Termine, die die in der Innenstadt gelegene Praxis uns diktierte, waren über die Woche verstreut, mal morgens um 8.10 Uhr, mal nachmittags um 16.45 Uhr. Ich fuhr ihn mit dem Auto hin, durfte bei den Übungen dabei sein.

Beim ersten Mal exerzierte die sympathische Therapeutin – *nennen Sie mich Iris* – ihm mit Schwung und kräftiger Stimme die Bewegungen vor. Ich beobachtete, wie mein Mann, um Freundlichkeit bemüht, etwas lustlos diese Übungen nachahmte, und ehe ich mich versah, waren die zwanzig Minuten vorüber, die im Institut-Jargon Physiostunde hießen. Jede Planung unseres Tages hatte sich nun diesen zwanzig Minuten unterzuordnen; hinzu kamen zwanzig Minuten für die Parkplatzsuche, mindestens. Meine Bemühungen, einen Therapeuten für Hausbesuche zu gewinnen, scheiterten.

Nach etwa zwei Wochen winkte mein Mann ab: Da gehen wir nicht mehr hin, sagte er mit diesem rührend brummigen Gesichtsausdruck, den er nur selten an den Tag legte: Dieses Gehampel bringt nichts.

Er lebte im Wir, das Ich kam ihm nur sehr selten über die Lippen.

Ich versuchte nicht, ihn umzustimmen.

4. Mai 2021

Als wir beide dem Neurologen gegenübersitzen, einem freundlichen, relativ jungen Mann mit Hornbrille und Haarzopf, sieht er erst mich und dann meinen Mann an: Was ist passiert mit Ihnen? Hilft die Physio Ihnen nicht? Sie sind ja kaum wiederzuerkennen.

Ein Stich, der sich rot anfühlt, jagt durch meinen Körper, und ich schaue zu meinem Mann und dann zu dem Arzt, der gerade sagt: Wir müssen mal die Blutwerte kontrollieren.

Der Patient schweigt.

Nachdem sie ihm das Blut abgenommen haben, ein kurzes Wir rufen Sie in ein, zwei Tagen an.

Auf der Heimfahrt im Taxi halte ich Günters Hand, er sieht zum Fenster hinaus.

Die Stimme des Neurologen am Telefon klingt kratzig, leicht panisch. Es ist der 6. Mai, sieben Uhr morgens: Sie müssen sofort mit Ihrem Mann in internistische Behandlung. Seine Leberwerte sind um das Hundertfache erhöht. Hier in der Praxis liegt eine Krankenhausüberweisung. Schon hat er aufgelegt.

Von diesem Augenblick an hat mein Mann noch drei Wochen zu leben.

Ich weiß nicht, was schlimmer ist: der Gedanke, dass er ins Nichts gesunken ist, was ja nichts anderes heißt, als dass er eingeschlafen ist und nicht wieder aufwacht, oder dass er irgendwo im Jenseits geistert, in einer Dimension, von der ich nichts wissen kann. Letzteres trennt ihn noch mehr von mir und macht ihn endgültig zu einem Fremden, zu einem Geheimnis. Das rätselhafte Jenseits ist ein Nichtort, etwas vollständig Abstraktes. Ihn gedanklich dort zu verorten grenzt an Wahnsinn, es bedeutet, dass er etwas Elementares erfahren hat, das kein lebender Mensch je erfährt.

Im Krankenhaus muss ich ihn den Ärzten in der Notaufnahme überlassen, sie reißen ihn mir beinahe aus dem Arm und scheuchen mich fort. Die Corona-Pandemie versperrt mir jeden weiteren Zugang. In beinahe ergebener Haltung folgt er einem Arzt, dann dreht er sich noch einmal um und lächelt. Günter, rufe ich. Und noch einmal verzweifelt: Günter. Es wird das letzte Mal sein, dass ich ihn aufrechten Ganges sehe. Dann ist er hinter einer Glastür verschwunden.

Nie mehr werde ich seinen Blick vergessen und dieses flackernde Lächeln, diese Momentaufnahme, die sich für alle Zeit in mir niederlässt.

Benommen fahre ich heim. Die Zuversicht schiebt sich vor meine Panik. Noch.

Der Heimweg führt an der Gustav-Mahler-Straße vorbei, an jenem Haus, in dem wir uns vor über acht Jahren zum ersten Mal begegnet sind. Es war der 25. Februar 2013 und es war kalt, sehr kalt. Ich hatte mir eine Wohnung angesehen, war wieder mal bereit für einen

Umzug, wie so oft in meinem Leben. Er erschien als Vermieter, da stand er im Hauseingang, verbeulte Cordhose, ein hellblaues, halb aus der Hose gerutschtes Hemd. Und sein Gesicht: Ich sah in tiefblaue Augen, die seltsam zurückgenommen lächelten, als wollten sie kein Aufhebens um sich machen. Sie verströmten die Gelassenheit der Natur, und ein völlig unbegründetes, existentielles Wissen stieg in mir auf, dass ich von jetzt an öfter in diese Augen sehen würde.

Guten Morgen, mein Name ist Günter Schneider.

Was mir sogleich an ihm auffiel, war seine Echtheit; er war ganz er selbst, ohne sich dessen bewusst zu sein; gleichzeitig hatte er etwas berührend Rätselhaftes, und ein solches Wesen ist sehr, sehr selten.

7. Mai 2021

Ich weiß nicht, wie ich die Nacht allein zu Hause verbracht habe. Er ruft mich frühmorgens an, er habe noch keinen Arzt zu Gesicht bekommen. Ich telefoniere hinter einem diensthabenden Arzt her. Natürlich, es ist Samstag, samstags wird ja niemand krank!

In meiner Mailbox finde ich die Nachricht von einem mir unbekannten Mann. Er stellt sich als Jochen Ammedingen vor und als jemand, der in einer Düsseldorfer Kirche für andere Menschen betet und Kerzen anzündet. Meine Mail-Adresse habe er aus dem katholischen Magazin, das ich verantworte.

Da ist sie, die Rettung, schnellt es durch mein Hirn.

Gott ist groß!

Als ich mich etwas beruhigt habe, wittere ich Geldmacherei und schreibe ihm zurück, was es wohl koste, wenn er für meinen Mann bete und eine Kerze für ihn zum Leuchten bringe?

Es koste nichts; er drückt seine Betroffenheit aus, und dass er es gern tue.

Zwanzig Tage später werde ich am Sterbebett meines Mannes plötzlich an den Mann denken wie an einen Heilpraktiker, der mit einer selbstgezimmerten Therapie nichts ausrichten konnte gegen die böse Krankheit.

Diesem Augenblick waren Wochen voller Schrecken vorausgegangen, intensive Krankenhaus-Untersuchungen und dann die Diagnose: unheilbares Leberkarzinom. Ein böses Wort, das die Leute gern mit Säufern in Verbindung bringen. Der medizinische Fachjargon geht so: hepatozelluläres Karzinom.

Er hatte mit leichtem Erstaunen im Blick dieser vom Chefarzt vorgetragenen Diagnose gelauscht; so stelle ich es mir jedenfalls vor, ich durfte ja nicht dabei sein, als er ihm den Tod ankündigte, durfte ihn nicht einmal besuchen.

Irgendwann, als er schon lange nicht mehr war, kam die Krankenhausrechnung, alles fein säuberlich spezifiziert unter *Leistungen und Begründung*: Dauertropfinfusion, mehr als 6 Stunden = 42,90 Euro, Intravenöse Kurznarkose = 116,22 Euro. Kontrastmitteleinb. m. Hochdruckinjektion = 40,22 Euro, Telefonat mit der Ehefrau = 10,72 Euro.

An dieses Telefonat habe ich keine Erinnerung, die Fantasiepreise auf der Rechnung habe ich mir nicht näher angesehen, bloß darüber gestaunt, was sie noch alles mit ihm angestellt haben, als längst klar war, dass der Tod seine Hand nach ihm ausgestreckt hatte: Magenspiegelung, Darmspiegelung, Bronchoskopie, MRTs schlugen kräftig zu Buche.

Heute weiß ich, dass er eine Ahnung gehabt haben muss. Drei Monate vor seinem Tod begann er, sich in seinen *Papierkram* zu vertiefen; so nannte er es, wenn ich nachfragte, wieso er bis spät in die Nacht an seinem Schreibtisch hockte. Es waren Geld-, Steuer- und Testamentsangelegenheiten, mit denen er sich herumschlug, wie ich später erfuhr.

Wochen nach seinem Tod werde ich zwei Bücher in einer seiner Schreibtischschubladen finden, gut getarnt; beide tragen denselben Titel: PARKINSON, eines den Zusatz: STÜRME IM GEHIRN.

Menschen, die es gut meinen, sagen mir: Er ist bei Gott.

Diese Behauptung lässt sich zu nichts verfestigen, zu einer Gewissheit sowieso nicht, aber für mich nicht einmal zu einer Möglichkeit. Ich will sie nicht hören.

Andere Freunde sagen: Er wird immer bei dir sein. Daran klammere ich mich eine Weile, bis mir einfällt, dass er ja nicht mehr *ist;* wie kann er dann *irgendwo sein?* Und dann höre ich noch den Hinweis: Du solltest dankbar sein für die Zeit, die ihr hattet. Ich schaffe das nicht. Wie auch, ich weine um einen schlimmen Verlust.

Zu Hause, allein in den Räumen, halte ich an Dingen fest, die zu ihm gehörten. Seine Uhr, sein Handy, Schlüssel, Brille, Kugelschreiber – alles erscheint mir kostbar. Ich sitze an seinem Schreibtisch und starre mit leerem Blick zum Fenster hinaus; dauernd ertappe ich mich dabei, wie ich zu irgendeinem Fenster hinaussehe, so, als wäre da draußen irgendwer oder irgendwas, das mich retten kann. Ich trage seine Hemden und Pullover und bilde mir ein, ihn einatmen zu können, ich schlafe in dem Teil des Bettes, in dem er früher schlief – wenn ich denn schlafe.

Ich höre, wie ich mir eine Kondolenzkarte laut vorlese mit einem vierblättrigen, selbstausgeschnittenen Kleeblatt drauf. Sie ist von Coco, einer entfernten Freundin, die rührend esoterisch unterwegs ist und meinen Liebsten schon als Kind kannte, als ihr Vater mit ihm an der RWTH in Aachen forschte. Unter dem Kleeblatt steht: Ein Bild für das Glück eurer gemeinsamen Jahre & ein Talisman für deinen weiteren Weg, nur ohne ihn. Das *ihn* hat sie durchgestrichen und *Günter* hingeschrieben.

Es ist gut gemeint, aber wie so häufig das Gegenteil von dem, was helfen könnte.

Mein Inneres schmerzt. Ich fange sofort zu weinen an, zittere, kriege mein rechtes Bein kaum unter Kontrolle.

Hesse fällt mir ein mit seinem Satz vom Anfang, dem ein Zauber innewohnt – in meinem Fall ist es eher ein böser Zauber, der jetzt beginnt, ein drohendes Ungeheuer, das mich mit einem krummen Finger auf eine vor mir liegende, endlose Leere lockt. Eine Leere ohne ihn, ohne Liebe.

Wer liebt, ist dieser Leere niemals ausgeliefert, wer liebt, erfährt die Fülle, selbst dann, wenn gelegentlich Streit und Frustrationen den Alltag verdunkeln, das weiß ich jetzt.

Ich arbeite mich durch die Beileidsbekundungen und bleibe an einer schlichten Karte hängen. Sie ist von unseren Allgäuer Nachbarn: Günter ist nicht von, sondern vor uns gegangen.

Es ist nur ein Buchstabe, aber dieser eine Buchstabe gibt mir mehr Trost als alle Kondolenzbriefe zusammen. Ach, was sage ich, es gibt keinen Trost, nur Beistand.

1. Juli 2021

Zum ersten Mal nach dem Tod meines Mannes habe ich mich mit einem Kollegen und Freund zum Mittagessen verabredet und bin überrascht, dass ich über zwei Stunden mit ihm sprechen und auch mal lachen kann. Ansonsten meide ich Treffen mit Freunden, außer den Kindern kann ich niemanden um mich ertragen. Ich stehe zu fremd in der Welt, und der Mann, der mich viele Jahre durchs Leben begleitet hat, ist zur Erinnerung geronnen.

Es gibt Augenblicke, da empfinde ich Scham über meinen großen Kummer und ordne ihn dem Selbstmitleid zu. Viele Menschen sind über dergleichen schon hinweggekommen, sage ich mir. In Millionen Häusern wütet jeden Tag die Trauer, weil ein geliebter Mensch gestorben ist. Ich fürchte, dass ich den Schmerz ein bisschen liebgewonnen habe: weil ich mich dann intensiv spüre, was ich als weniger grauenhaft empfinde als die dumpfe Gefühllosigkeit.

30. Mai 2021, 16.12 Uhr

Gerade hat er das letzte Mal geatmet, nachdem sein Atem Minuten vorher leiser geworden war. Ich sitze auf seinem Bett, nehme seine auf dem Laken ruhende Hand und sehe die Stille in seinem Gesicht. Das Sterben und selbst der Tod haben es nicht verändert.

In mir ist auch alles still. Die Banalität des Todes und das gleichzeitig Unerhörte des letzten Atemzuges – eine Heimsuchung, die sich für immer in meine Seele schreibt, unerbittlich meinen Blick auf das Leben bestimmt. Und doch ist Friede um uns herum in diesen Minuten. All die furchterregenden Zuschreibungen wie *Gevatter Tod* oder *Sensenmann* greifen hier nicht, der Tod kommt als natürlicher Begleiter, der seit dem Augenblick unserer Zeugung in uns allen wohnt.

Er liegt in einem schön gestalteten Raum im Hospiz, in das wir ihn vier Tage zuvor auf dringenden Rat des Palliativmediziners gebracht hatten. Auch mein Mann war sofort einverstanden, er hatte heftig genickt. Der schlimmste Augenblick schlug zu, als sie ihn aus dem Haus trugen und ich wusste, er kommt nie mehr zurück. Völlig verstört rannte ich zu meinem Auto und raste dem Krankenwagen hinterher.

Bis zuletzt verlasse ich den Hospizraum nur noch selten; ich finde nur Ruhe, wenn ich bei ihm bin. Deswegen darf ich hier übernachten, ihm mit Zärtlichkeiten beistehen und schlaflos seinen Atemzügen lauschen.

Bis vor ein paar Minuten.

Dieses *nie mehr* bohrt sich erneut in meinen Kopf, es drängt nach vorn und findet immer neue Nahrung.

Mechanisch greife ich zu meinem Smartphone und schreibe eine WhatsApp an seine beiden Töchter, die für ein paar Minuten an die frische Luft gegangen sind. Sie haben sich, wie auch meine Tochter, in den letzten Tagen häufig bei ihm aufgehalten und sich gekümmert. Beide sind Amerikanerinnen.

Papi just passed away, tippe ich in das Gerät.

Es sind diese Worte, die seinen Tod besiegeln. Theoretisch könnte noch Leben in ihm sein. Aber diese vier Worte verhindern es.

Worte schaffen Wahrheiten.

Wenig später kommen die Töchter zurück. Wir haben uns in den vergangenen Jahren nur ein paar Mal gesehen. Vor Tagen waren sie zeitversetzt angereist. Dorit aus den USA mit ihrer achtzehnjährigen Tochter Alberta, die Jüngere, Silke, aus London. Silke hatte in unserer

Wohnung geschlafen, Dorit im nahegelegenen Hotel. Er hatte sie noch erkannt und kurz mit ihnen gesprochen, aber aufheitern konnten sie ihn nicht mehr, auch nicht mit ihrer amerikanischen Munterkeit, die über das Leid hinwegzuhüpfen versuchte.

Ihr Vater war 1968, frisch verheiratet mit ihrer Mutter Renate, als Diplom-Ingenieur von Düsseldorf aus in die USA gegangen und einem Ruf zum MIT, dem Massachusetts Institute of Technology in Boston, gefolgt, der renommiertesten technischen Universität der Welt. Dort baute das junge Paar sich ein Leben auf, bekam zwei Kinder und blieb beinahe zwanzig Jahre dort.

23. Mai 2021

Heute sind diese beiden erwachsenen Kinder nach Düsseldorf gekommen, um sich von ihrem Vater zu verabschieden. Er ist schon sehr hinfällig, allein aufstehen kann er nicht mehr. Wir sitzen alle um ihn herum, er liegt auf einer Wohnzimmercouch, gleich neben dem Fenster, unter dem die Fliederbüsche süßlichen Duft versprühen.

Zweimal täglich kommt der Palliativarzt, er hat Morphine und Beruhigungsmittel dabei. Minutiös erklärt er mir die Dosierung, dann fragt er den Patienten, wie es ihm geht – ohne dass er eine Antwort erwartet. Leider redet der Mann sehr viel von den vielen Möglichkeiten, die heute zur Verfügung stehen in der Pallativmedizin. Und dann sagt er den Satz, der mich elektrisiert: Wir sind noch längst nicht am Ende, wir haben noch Pfeile im Köcher.

Pfeile, das klingt nach Krieg, Krieg gegen diesen verfluchten Krebs, und einen Krieg kann man verlieren, keine Frage. Aber auch gewinnen. Mich durchströmt Leichtigkeit wie seit Tagen nicht mehr.

Da ist sie wieder, die Hoffnung, die nicht totzukriegen ist, die angeblich zuletzt stirbt.

Der Arzt verabschiedet sich, bittet meine Tochter (warum gerade sie?), mit ihm kurz ans Auto zu kommen, er habe noch ein Medikament vergessen. Als Stephanie wenig später zurück ist, eile ich zu ihr. Ich möchte die Leichtigkeit mit ihr teilen. Ihre traurigen Augen machen jede Hoffnung zunichte. Sie schüttelt den Kopf: Er hat gesagt, es dauert nicht mehr lange. Er sieht es an Günters gelbem Gesicht. Mit voller Wucht trifft meine Wut diesen Arzt, diesen Lügner. Warum erzählt er meinem armen Mann und uns solchen Schwachsinn? Wieso spricht jemand von Pfeilen im Köcher, wenn es gar keine gibt?

Augenblicklich falle ich zurück in einen Zustand der Agonie, funktioniere aber weiter wie eine Maschine.

30. Mai 2021

Dorit und Silke küssen ihren toten Vater auf die Stirn, eine brennende Kerze steht auf dem Tisch neben seinem Bett, keine Ahnung, wann und wie sie dort hinkam. Ein Pfleger betritt leise den Raum, fragt flüsternd, ob wir etwas brauchen. Wir flüstern zurück und verneinen.

1986 erhielt mein Mann den Auftrag, das deutsche Werk der amerikanischen Firma Digital Equipment im allgäuischen Kaufbeuren mit aufzubauen. So kehrten seine Frau und er zurück in ihr Heimatland. Nur die beiden Töchter zeigten an Deutschland keinerlei Interesse, sie waren damals sechzehn und siebzehn Jahre alt. Nach wenigen Monaten flohen sie enttäuscht zurück an die Ostküste, wo sie ihr Studium aufnahmen. Für Eltern und Kinder begann ein Dauerreisen zwischen München und Boston, Weihnachten feierten sie im Allgäu vereint.

Günter ist ein Kind der Ostsee. Das Gespenstische seiner Kindheit, als die Familie aus dem brennenden Danzig fliehen musste, hat ihn als älteren Mann eingeholt. Meist in seinen Träumen. Nur, wenn er nach seiner Herkunft gefragt wurde, berichtete er von dem Schrecken dieser Zeit. Und seine Stimme zitterte dabei ganz leicht. Zwei Dinge durfte die Mutter 1946 aus dem Einfamilienhaus mitnehmen, als die Polen sie rausjagten. Sie wählte einen Kochlöffel und eine Bibel; beides schleppte der siebenjährige Günter auf der Flucht in einem Rucksack gen Westen. Diese fünf Kilogramm schwere STUTTGARTER JUBILÄUMSBIBEL aus dem Jahr 1928, eine Last für ein kleines Kind, die womöglich noch lange auf seiner Seele lag, hatte der Vater der Mutter zur Hochzeit geschenkt. Das Buch hat den Sohn durch sein Leben begleitet, obwohl er nicht gläubig war. Heute liegt es auf meinem Nachttisch.

Nach einer Odyssee durch Kaschubien und Vorpommern strandete die Familie in einem Dorf in Ostholstein, unweit der See, und dieses Dorf unter einem hohen, hellen Himmel wurde zum grünen Rastplatz seiner Kindheit, in das er sich immer wieder zurückträumte, ganz egal, wo das Leben ihn gerade hingestellt hatte. Und bis an das Ende seiner Tage würde er diesem Dorf und der Landschaft des Nordens in unsterblicher Liebe verbunden bleiben. Während unserer gemeinsamen Jahre reisten wir jeden Frühling zu diesem Rastplatz, und Tage vor der Abfahrt raunte er einmal leise: Ich freu' mich auf Holstein, auf den Wind.

Wir sind noch alle bei ihm und sehen schweigend in sein Gesicht. In meinen Händen halte ich seinen Unterarm, der erkaltet ist. Er lächelt nicht, wie das Krankenhauspersonal Angehörigen gern weismachen will, wenn sie beim Sterben nicht dabei waren. Sein Gesicht sieht etwas erschöpft aus, und es fällt mir schwer, zu glauben, dass es ihm gut geht im Irgendwo. Mein Mann war der wahrhaftigste Mensch, der je gelebt hat, nie würde er etwas darstellen, was er nicht ist, nicht einmal im Tod.

Wochen später würde mir eine Sterbebegleiterin von schrecklichen Todeskrämpfen berichten, von Menschen, die keuchen, röcheln, schreien vor ihrem Ende, weil die Todesangst sie würgt. Mein Liebster ist friedlich eingeschlafen. Dieser völlig abgedroschene Satz wirkt nach dieser Schilderung auf mich wie ein Narkotikum.

Hundertzwölf Tage sind vergangen. Ich erhalte Post vom Amtsgericht, das Testament ist eröffnet. Längst weiß ich, was drinsteht, aber die Töchter kennen sie nicht, die letzte Version. Wie lange braucht die Post mit der Zustellung in die USA, nach London? Mir wird flau im Magen, ich möchte mit Dorit und Silke in Verbindung bleiben. Aber wird das möglich sein, wenn sie sehen, was ihr Vater mir hinterlassen hat? Vermögen *oder* familiäre Bindung, beides wird schwer zu bekommen sein, das spüre ich.

4. September 2021

Auf seinem Grab blühen jetzt winzige gelbe Sonnenblumen. Es wird Herbst, schon bald wird die mächtige Rotbuche am Eingang zum Friedhofsweg ihre Blätter verlieren und einen Teppich um sich herum ausbreiten. An diesem Baum lässt sich ablesen, wie lange mein Mann schon nicht mehr bei mir ist. Am Tag seiner Beerdigung, dem 4. Juni, hatte die Buche ihre ganze Pracht entfaltet. Wie ein Film ist dieser Tag damals vor mir abgelaufen, anders als die letzten Tage seines Lebens, die mein Gehirn immer wieder abspult.

Es ist windig und schon kalt für diese Jahreszeit. Beinahe den ganzen Sommer habe ich jeden Sonntag Stunden auf einer Bank mit Blick auf das Grab verbracht, oft zusammen mit einer Freundin, deren Mutter fast neben meinem Mann bestattet ist und vor zwanzig Jahren das Zeitliche segnete. Was für eine poetische Redensart, schade, dass sie abgegriffen und zur Ironie verkommen ist.

Ich starre auf den vor einigen Tagen vom Steinmetz aufgestellten Grabstein, auf dem in sehr kleinen Buchstaben sein Name steht. Sonst nichts. Ich finde, dass es zu seiner Unergründlichkeit passt.

Ich sehe mir dabei zu, wie ich trauere. Mit meinen Gedanken bin ich im Irgendwo; das Einzige, was ich spüre, ist Leere, und, dass er nicht hier ist. Sollte es tatsächlich so etwas geben wie eine leuchtende Ewigkeit? Meine Gedanken suchen Halt bei diesem Gedanken.

Wer im Christentum nach dem Heil sucht, findet es im verlorenen Paradies oder im zukünftigen Jenseits, niemals in der Gegenwart. Das war dem 2008 schwer erkrankten Künstler Christoph Schlingensief bewusst, als er sein Krebstagebuch SO SCHÖN WIE HIER KANNS IM HIMMEL GAR NICHT SEIN übertitelte. Er wollte das Leben feiern, das Jetzt, wie es östliche Philosophien raten. Womöglich haben die großen Weltreligionen die heile Welt ins Jenseits verbannt, damit wir Menschen Kummer und Leid besser ertragen.

Andererseits: Die Hoffnung auf ein Weiterleben nach dem Tod ist so alt wie unsere Geschichte, eine Geschichte, festgehalten in Schriften und Kunstwerken, in Tempeln und Riten. Die Pyramiden von Gizeh beschwören den Todesüberwindungsglauben genauso wie die Kathedrale von Reims.

Die im Tod vollzogene Trennung der unsterblichen Seele vom Körper wurde durch das Christentum und den Islam in die Köpfe der Menschen gebracht, nur die Juden haben sich daran nicht beteiligt. HINTERM HORIZONT GEHT'S WEITER, sagen auch sie, doch die tiefe Verbundenheit der Schöpfung verträgt die Abwertung des Körperlichen in ihren Augen nicht.

Die menschliche Fantasie hat Jenseitsvorstellungen geprägt wie die Bundesbank Münzen.

Nordamerikanische Ureinwohner, die Native Americans, glauben, nach dem Ableben in den Ewigen Jagdgründen zu landen, die alten Germanen in Walhall, dem Götterpalast, zu dem nur Kämpfer Zutritt bekamen, die sich als tapfer erwiesen hatten. Selbst der Hinduismus, der als endgültiges Ziel die Erlösung vom ewigen Geburt-und-Tod-Kreislauf vorsieht, beschwört ein Paradies, in das allerdings nur *Opfernde* höherer Kasten Zutritt erlangen. Und das auch nur vorübergehend.

Unterwegs mit der Reinkarnationsvorstellung ist auch der Buddhismus, er hat das Freudlose zum Prinzip erhoben. Alles Leben ist Leiden. Den Geist der Verstorbenen sieht er, je nach Karma, irrlichternd und verängstigt umherziehen, ehe er sich erneut inkarniert.

Ein schönes Durcheinander. Wie gut, dass mein Günter kein Buddhist war. Vielleicht sollten wir einfach nicht so viel darüber nachdenken! Vielleicht sollten wir, was die Folgen des Todes angeht, aufrichtig sein und uns sagen: Wir wissen es nicht.

Was ist eigentlich so schrecklich an der Idee, dass, wenn wir tot sind, wir tot bleiben? Ich stelle mir das weniger schlimm vor als ein unbekanntes Jenseits, das womöglich noch böse Überraschungen bereithält. Können wir's wissen?

Meine Lieblingsidee vom Tod geht so: Ich schlafe ein und werde nicht wieder wach, schlummere neben meinem Liebsten in ewigem Frieden. Bette ich mich allabendlich zur Ruhe, weiß ich ja auch nicht, ob ich am nächsten Morgen wieder Kaffee trinke.

7. September 2021

Gestern habe ich in seinen Unterlagen eine CD gefunden, die er gekennzeichnet hatte mit: Goldene Hochzeit von Mutti und Papi, 1986. Mit nervösen Fingern schiebe ich sie ins Laufwerk. Ein mit einer Videokamera aufgenommener, wackeliger Film zeigt eine Schar festlich gekleideter Menschen vor einer Kirche, Sonnenstrahlen haben sich über die Köpfe der Menge geworfen, die sich jetzt in Bewegung setzt und dem Eingang entgegenstrebt. Im Innern der Kirche dröhnt blecherne Orgelmusik, ein evangelischer Pastor vor einem mit Blumen und Kerzen geschmückten Altar begrüßt, um Augenhöhe bemüht, die Gäste und natürlich das sehr ergraute Brautpaar, die Eltern. Die Mutter, die meinem Mann ähnelt, trägt eine lange Robe, der Vater Anzug und Krawatte. Es folgen Lobpreisungen Gottes, die Kamera schwenkt hilflos durch den Kirchenraum, immer dorthin, wo es gerade nichts zu sehen gibt. Und sofort weiß ich: Dieses Video hat mein Mann nicht aufgenommen.

Dann eine Art Filmriss, ein neues Bild: Die Hochzeitsgesellschaft ist in einem Saal versammelt. Stimmengewirr braust durch den Raum, und dann, endlich: Ein junger, schlacksiger Mann mit einem freundlichen Gesichtsausdruck geht umher, er hält ein Blatt in den Händen und steigt auf eine Bühne. Offenbar will er eine Rede halten. Doch das Stimmengewirr verstummt nicht; erst, nachdem sich jemand mit einem *Ruhe bitte* Gehör verschafft, wird es langsam ruhiger. Der junge Mann lächelt, fängt zu sprechen an.

Tränenüberströmt hänge ich über dem Bildschirm, wische mir mit dem Handrücken die Nässe aus dem Gesicht und sehe ihn, meinen Mann, der zu diesem Zeitpunkt fünfundvierzig Jahre alt und der Mann einer anderen Frau ist.

Es gibt ältere Männer und Frauen, bei denen man sich vorstellen kann, wie sie als junge Menschen ausgesehen haben. Mein Mann gehörte nicht dazu. Er war ein jungenhafter älterer Mann mit einem Charakterkopf, als ich ihn traf, und als ich zum ersten Mal ein Foto von ihm als Zwanzigjährigem sah, habe ich ihn kaum erkannt.

So wie jetzt auf der Bühne, in seinem dunklen Anzug und mit der grauen Krawatte, scheint er ein anderer zu sein; seine Stimme ist nicht jene, die ich acht Jahre lang vernommen habe, nicht wiederzuerkennen. Die Sprachmelodie hat eine leicht amerikanische Färbung, weil er damals schon beinahe zwanzig Jahre in den USA lebte. Die Bühne und er finden nicht zueinander, er fühlt sich unwohl mit der Last der gesamten Aufmerksamkeit, das kann ich deutlich sehen, er räuspert sich und fasst sich kurz, und das alles ist so typisch für ihn und macht ihn mir wieder vertraut.

Ich vergehe fast vor Rührung; der aufregendste Film, den ich je gesehen habe, bringt mich völlig aus der Fassung.

Erneuter Szenenwechsel: die Gäste beim Tanz. Der junge Ehemann und seine hübsche Frau Renate kommen ins Bild, sie halten sich in den Armen und lachen sich ins Gesicht. Mein Herz krampft sich zusammen vor Eifersucht und Schmerz, gleichzeitig fühle ich ein voyeuristisches Kribbeln.

Dabei haben wir oft über seine erste Frau gesprochen, aber da war sie längst tot, erkaltet, nur noch eine Handvoll Staub in einer Urne. Wir aber schwammen im wärmenden Kokon des Verliebtseins. Mein Mann pries gern die Vorzüge seiner ersten Frau, die er fünfunddreißig Jahre lang kannte, und ich konnte nicht genug von ihr hören, weil ich auf diese Weise auch von ihm erfuhr – aus seinem früheren Leben.

Jetzt hat die Kamera seine beiden Töchter im Visier, wie sie etwas schüchtern durch den Raum schlendern, vorbei an lauter alten Leuten. Ich habe ein bisschen Mühe, die beiden Teenager zu identifizieren, denn ich kenne sie nur als erwachsene Frauen.

Am Ende des Films bin ich völlig aufgelöst, das brennende Verlangen nach ihm, auch nach dem jungen

Mann mit dem schlacksigen Gang, überwältigt mich, treibt mir wieder die Tränen in die Augen.

Damals warst du nicht mein Mann, du hast die Brust einer anderen umfasst, hämmert es in meinem Innern, und die Fantasie schickt mir Bildblitze von diesem Liebesbetrieb vorbei, aber ich verscheuche sie schnell, und der Schmerz findet wieder kein Ende an diesem Tag.

Ich war auch schon verheiratet, aber ich habe nur selten mit ihm über meinen ersten Mann gesprochen, der auch Günter hieß. Nicht einmal Fotos habe ich ihm gezeigt, und er hat auch nicht danach gefragt. Es war alles so weit weg, und ich hatte einmal gelesen, ältere Paare sollten sich, solange die Liebe jung ist, sehr genau überlegen, was sie einander über ihr bisheriges Leben erzählen. Ehrlichkeit sei wichtig, aber es könne fatale Folgen haben, zu viel auszuplaudern. Ein interessanter Gedanke.

Während er nichts zu verbergen hatte, fürchtete ich eine Enttarnung meines von einigen Brüchen begleiteten Liebeslebens.

Der Film hat mich überwältigt, tagelang flimmert er in mir nach, er hat mir eine ganz und gar bürgerliche Familie offenbart, eine Familie, in der alles seine Ordnung hatte. Mein Mann war lange Teil dieser Ordnung; erst in seinem späteren Leben kam ein anderer zum Vorschein, eine unkonventionelle Inkarnation mit einem eigenen Kopf und einer zarten Seele.

1. Juni 2021

Ich wache früh auf. Während es sonst dauert, bis ich beim Wachwerden weiß, wer und wo ich bin, ist heute alles sofort präsent. Mein Mann lebt nicht mehr, er wird nie zurückkommen, ich werde ihn nie wiedersehen. Niemals mehr. Vermutlich hat der Bestatter mit dem unerträglich fröhlichen Gesichtsausdruck ihn noch in der Nacht abgeholt, ihn in einem Leichenwagen (was für ein grässliches Wort) in sein Institut gefahren, wo er im Kühlraum neben anderen Toten die erste Nacht in einer anderen Welt zubringen musste.

Ein verstörender Gedanke. Doch weiter denke ich nicht an diesem Morgen, es muss gehandelt werden.

8. Dezember 2021

Das Weihnachtsfest rückt näher, und ich wünsche, es wäre schon vorüber. Draußen wird es nicht mehr richtig hell, ich laufe ziellos in der Wohnung umher, dunkel breitet der Schmerz sich in mir aus, dunkel flattert der Magen, dunkel eine kalte Wut. Ich knalle die Türen des Kleiderschrankes zu, aus dem mir ein Pullover entgegengleiten will, ich möchte mich vor diese Tür werfen, beherrsche mich nur mit Mühe.

Ich bin wütend auf das Leben, auf Gott, das Schicksal. Noch bevor diese Wut auch meinen geliebten Mann treffen kann, stürme ich aus dem Haus und renne durch den Park, vorbei an keuchenden Joggern.

Die Psychoanalytikerin Verena Kast beschreibt diese Wut Trauernder als die aufbrechende Phase chaotischer Gefühle, die irgendwann in die Phase des Loslassens mündet. Aber so weit bin ich nicht, im Gegenteil: Ich habe panische Angst vor dem Verblassen all dessen, was schön, was zärtlich war.

Fremdgesteuert setze ich mich an einen Tisch und schreibe ihm einen Brief, das beruhigt mein aufgewühltes Gemüt. Ich schreibe wie ein Kind: Wie sehr ich ihn noch liebe, dass ich jeden Tag für ihn bete, dafür bete, dass seine Seele Frieden gefunden hat und dass es nicht so weh getan hat zu sterben.

Ist eine so innige Liebe womöglich die Rückkehr in das verlorene Paradies? Wenn es so ist, kann der Verlust dieser Liebe nur die Hölle sein.

Und dann schreibe ich ihm noch, dass ich dafür bete, dass wir uns eines Tages wiedersehen, und es durchfährt mich wie ein Stromschlag: Ob es auch sein Wunsch wäre?

Wer weiß das schon.

Das Grauenhafteste sind meine Reue und das schlechte Gewissen, Reue darüber, ihm böse Sätze ins Gesicht geschmissen zu haben, Reue darüber, ihn zu etwas überredet zu haben, was er gar nicht wollte: Yes Ma'm, murmelte er bloß, wenn ich wieder einmal über seine Bedürfnisse hinweggebügelt hatte und meinen eigenen Kopf durchsetzen wollte. War er emotional, fiel er oft ins Englische, das die Sprache seiner prägenden

Jahre war. Leave me alone, sagte er, wenn ich ihm allzu sehr auf die Nerven ging.

Würde ich es doch noch einmal hören!

10. Mai 2021

Ich bin katholisch, irgendwo im Herzen, sonst aber nirgendwo. Dennoch verantworte ich seit fünfzehn Jahren ein katholisches, von der Kirche unabhängiges Magazin, das fünfmal im Jahr erscheint. Als ich es gründete, hatte mich zuvor eine persönliche Erfahrung auf meine christlichen, längst verloren geglaubten Wurzeln zurückgeworfen, und im Übereifer dieser Entdeckung meinte ich, auch andere Menschen mitnehmen zu müssen auf die Reise.

Eigentlich müsste ich jetzt über der Sommerausgabe brüten, doch zum ersten Mal in all den Jahren bitte ich meinen Stellvertreter, das Heft zu machen: Mein Mann ist lebensgefährlich erkrankt, schreibe ich ihm. Kannst du bitte übernehmen?

Auf Tröstungen durch die Religion habe ich keine Sekunde gehofft und sie auch nicht erfahren.

Ausgerechnet in dem für mich so schrecklichen Jahr 2021 veröffentlicht die Autorin Chimamanda Ngozi Adichie ein Buch mit dem deutschen Titel TRAUER IST DAS GLÜCK, GELIEBT ZU HABEN. Ich frage mich, wer den Originaltitel NOTES ON GRIEF so ins Absurde übertragen hat. Trauer ist der Preis dafür, geliebt zu haben – *das* ergibt für mich einen Sinn.

Die Liebe wird neu, wenn die Trauer im Herzen tobt; ich fürchte, ich habe ihn zu Lebzeiten nie so geliebt wie jetzt. Im Dahinfließen des Alltags werden schnell auch andere Dinge wichtig als die Gefühle, die man füreinander hegt.

Manchmal fürchte ich, den Verstand zu verlieren, wenn eine neue Welle und damit die Sehnsucht nach ihm mich überspült. Dann kommt der Schmerz in heftigen Stößen, wie eine Geburtswehe. Mit zerstörerischer Wucht schüttelt er den Körper, bis er nach einer Weile langsam abebbt und mich völlig erschöpft zurücklässt.

Der Trauerprozess ist der einsamste Prozess der Welt, ein grausamer Zuchtmeister der Sterblichen. In manchen Augenblicken bin ich sicher, dass Gott uns diesen schrecklichen Schmerz zumutet, auf dass er uns läutert, ja adelt. Ist es denkbar, dass ohne die Erfahrung von Trauer die letzte Erfüllung des Lebens fehlen würde? So ein Blödsinn, denke ich dann.

Mein sanftmütiger Mann in seiner großen Gelassenheit hat die Einsamkeit der Trauer selbst erfahren müssen; mit siebenundfünfzig Jahren starb seine geliebte Frau, nachdem sie sich zwei Jahre mit einem bösen Krebs herumgeschlagen hatte. Wie gern hätte ich ihm dieses Leid erspart. Leid kennt keinen Abstand und keine Gnade.

»Es ist unbegreiflich, dass ein Mensch das überlebt, dass es überhaupt zu überleben ist«, schreibt Connie Palmen in ihrem LOGBUCH EINES UNBARMHERZIGEN JAHRES, in dem sie das Sterben ihres Mannes Hans van Mierlo und die anschließende Trauerphase beschreibt.

Günter nahm, nachdem der Trubel um die Bestattung seiner Frau verklungen war, seinen Rucksack und lief eine Woche lang einen Pilgerweg in Thüringen. Schweigend, wie ich vermute – nein, wie ich weiß.

Eine Bekannte hat mir erzählt, wie sie mit dem Tod ihres Mannes umgegangen ist. Er hatte auf einem Supermarkt-Parkplatz neben seinem Auto einen Herzinfarkt erlitten, während sie einkaufen war. Als sie bepackt wieder aus dem Markt herauskam, lag er schon tot in einem Rettungswagen, der am Rande des Parkplatzes mit hysterisch flackerndem Rotlicht die Aufmerksamkeit der Menschen auf sich zog. Sie wolle ihn nicht noch einmal sehen, hatte sie den Notfallseelsorger gleich wissen lassen. Noch am selben Tag hat sie all seine Sachen in riesigen Mülltüten verpackt und auf einem Feld verbrannt. Dann ist sie duschen gegangen, *um mein altes Leben wegzuspülen.*

Hat man nicht geliebt, wenn man nicht trauert? Hat der so schrecklich Betrauerte irgendwelche Vorteile gegenüber nichtbetrauerten Toten – im Nichts oder im Jenseits oder wo und wann auch immer? Ich erinnere mich nicht daran, dass meine Mutter nach dem Tod meines

Vaters sichtbar getrauert hätte, und dieser Gedanke bestürzt mich tief.

Vielleicht hat sie ihre Gefühle bloß verbergen wollen, versuche ich mich zu beruhigen, weiß aber sofort, dass so eine Haltung nicht dem Wesen meiner Mutter entsprach.

In den ersten Wochen habe ich noch Trost gefunden in all den Ritualen, die Menschen sich seit Jahrhunderten ausgedacht haben: Eingerahmte Fotos überall, Blumengebinde, Grablichter, Hausaltar, der ganze sinnlose Kram.

Ein zwangsgesteuerter Versuch, Spuren seiner Existenz zu bewahren, ja sogar neue zu erschaffen.

Nichts bringt ihn zurück.

15. Mai 2021

Heute habe ich meinen Mann aus dem Krankenhaus nach Hause geholt. Wir wurden mit dem Krankenwagen gefahren. Er weiß jetzt, dass er sterben wird. Zusammengesunken sitzt er in einem Sessel und blickt mit ernstem Gesicht auf den bereits langsam verblassenden Flieder unter dem Fenster. Ich sitze neben ihm, halte seine Hand und kann nicht aufhören zu weinen, obwohl ich weiß, dass es unerhört ist. Wie muss er sich fühlen, wie muss es ihn schmerzen, mir antun zu müssen, was ihm selbst angetan wurde? Aber ich kann meine Tränen nicht bändigen. In dieser Zeit zwischen den Welten reden wir zum ersten Mal über den Tod, und er sagt ganz ruhig: Da muss ich wohl durch einen Tunnel gehen. Während ich ihn anflehe, im Jenseits auf mich zu warten, wuselt unsere Putzhilfe sehr leise um unsere Füße herum.

Ich habe sie gern, aber jetzt möchte ich sie am liebsten hinauswerfen und das Putzzeug hinterher.

Mein Mann tröstet mich, obwohl es umgekehrt sein müsste. Er sagt: Sei nicht traurig, ich hatte ein schönes Leben, für das ich dankbar bin. Und du sollst es weiterhin schön haben.

Ich antworte ihm, dass ich ohne ihn nie wieder glücklich sein kann.

Noch so eine Gemeinheit ihm gegenüber.

Der Psychotherapeut Irvin Yalom schrieb aufgrund seiner Erfahrungen mit vielen Patienten in einem Aufsatz: »Je geringer die Zufriedenheit im Leben, desto größer die Angst vor dem Tod.«

In nehme behutsam den Kopf meines Mannes in die Hände und küsse ihn. Er reagiert kaum.

Ich muss ihn endlos überreden, etwas zu essen und zu trinken. Dreimal am Tag kommen zwei Frauen von einem Pflegedienst, um ihm eine neue Windel anzulegen und ihn zu waschen. Er hasst es, und er schämt sich. Seine Augen haben alle Wärme verloren.

Zusehends wird er gelb im Gesicht.

Irgendwann bittet er mich mit brüchiger Stimme, eine Dokumentenmappe und einen Schreibblock aus einem Schreibtisch zu holen. Er diktiert mir ein paar

Briefe, die ich mit flatternden Händen in mein Laptop tippe.

Er spricht von seinem Testament, das er nach dem Tod seiner Frau verfasst hat und in dem steht, dass sein ganzes Vermögen seinen Töchtern zufließt. Er will es ändern und bittet mich, einen befreundeten Notar anzurufen. Mir wird mulmig, ich protestiere, tue es aber trotzdem und werde nach seinem Tod einigen Ärger für diesen Schritt bekommen.

Mein Mann konnte wunderbar pfeifen, er spitzte dabei rührend die Lippen, und beinahe jedes Mal trommelte mein Herz gegen die Rippen und flüsterte mir ein: Ich liebe ihn. Gesagt habe ich es nicht, aber wahrscheinlich habe ich ihn mit dem blöden Blick einer kalbenden Kuh angesehen.

Jetzt pfeift er nicht mehr. Nie mehr, niemals mehr.

3. Juni 2021

Morgen früh werden wir ihn in einem Doppelgrab beisetzen, in dem auch meine Restbestände eines Tages verschwinden werden. So hatten wir es vereinbart. Kalte Angst hat mich überfallen, Furcht vor dem Augenblick, in dem ich den Sarg vor mir sehe, dieses schaurige Monument des Endes. Die tagelangen Bemühungen, eine ordentliche Trauerfeier hinzubekommen, gefühlte hundert Behörden-, Lebens- und Sterbedokumente auszufüllen und adäquat zu verstauen oder zu versenden, waren ideale Ablenkungen, um das Unerhörte nicht an mich heranzulassen.

Vor dem durch eine Beruhigungstablette erzwungenen Wegschlafen bitte ich meinen toten Mann, mir bei seinem Begräbnis beizustehen, mich zu stützen. Trotz seiner Empfindsamkeit konnte er für einen anderen Menschen der Fels sein, zwei Eigenschaften, die selten zusammengehen.

Ich werde mich in den nächsten Monaten an diese Tabletten gewöhnen, werde so manchen Tag in einer Art Dämmerzustand über mich hinwegziehen sehen.

Am nächsten Morgen: Es ist warm, die Sonne scheint fahl. Ich fahre mit den Kindern zum Friedhof, in mir ist keine Furcht und auch keine Trauer. Nach und nach begrüße ich die sich vor der Kapelle einfindenden Trauergäste. Zum ersten Mal in einer neuen Identität. Ich bin jetzt Witwe. Eine Witwe ist dunkel und unnahbar, ein halbiertes Wesen. Als die doppelflügelige Tür der Kapelle sich von innen öffnet, sehe ich ihn: den Sarg, umsäumt von Kerzen und Kränzen.

Die Ungeheuerlichkeit des Todes manifestiert sich in diesem den Körper umfassenden Behälter, in dem der gewesene Mensch, hermetisch abgeschnitten von der Welt, sein letztes, einsames Aufgehobensein findet. Wie abstrakt erscheint mir dagegen eine Urne, in der alles Mögliche vor sich hinwelken könnte.

Wackelig trete ich ein, blicke auf meine Schuhe, die auf dem Steinboden klackernde Geräusche machen. Ich will sie nicht, diese Geräusche. Ob die Gäste und die Familie mir folgen, weiß ich nicht. Der Priester nimmt mich in Empfang, als Einzige setze ich mich in die erste Reihe und starre von diesem Augenblick an auf den Sarg. Hinter mir höre ich Geräusche rückender Stühle.

Das, was mein Liebster im Leben nie wollte, widerfährt ihm jetzt im Tod: Er steht im Zentrum der Aufmerksamkeit.

In mir ist kein Aufruhr, ich bin bei mir, und mein Mann ist bei mir, ich fühle es deutlich. An die auf ewig ungeklärte Frage, ob etwas von einem verstorbenen Menschen zurückbleibt, der Geist oder was auch immer, verschwende ich keinen Gedanken. Danke, dass du bei mir bist, denke ich stattdessen. Vielleicht denken und fühlen alle liebenden Witwen so, wer weiß das schon? Vielleicht ist da eine Kammer im Gehirn, die im Ernstfall eine geheime, die Einbildung beflügelnde Kraft bereithält.

Das erste Musikstück hallt durch den hohen Raum, Beethovens Mondscheinsonate. Aus der Reihe hinter mir greift meine Tochter Stephanie nach meiner Hand. In der danach einsetzenden Stille räuspert sich der Priester, ein mittelalter Franziskanerbruder. Er erzählt aus dem Leben des Verstorbenen (auch so ein grässliches Wort, das nichts zu tun hat mit meinem Mann.

Verstorbene, das sind die Großväter oder einfach die anderen), er erzählt Begebenheiten, die die Kinder und ich ihn zwei Tage zuvor während eines Besuchs haben wissen lassen. Zwei weitere Musikstücke gliedern die priesterliche Ansprache in kurzweilige Abschnitte. Ich höre alles, aber die Stimme des Geistlichen scheint von weit her zu kommen. Ich bin da und doch nicht da. Wie mein Liebster in seinem Sarg.

Kurz darauf sind die Träger da, sie hieven meinen Mann hoch (ich kann nicht von sterblichen Überresten sprechen). Als er aus der Kapelle getragen wird, schmerzt die Helligkeit des Tageslichtes. Seine beiden Töchter haken sich bei mir unter. Es tut gut. Wie Zombies laufen wir hinter dem Sargwagen her, es ist ein kurzer Weg zum Grab.

Und schon thront der Sarg auf den über dem Erdloch liegenden Holzbrettern. Wie ist er da hingekommen? Die Vögel singen, als wäre es ein Freudentag.

Sehr ruhig spricht der Priester die Aussegnungslitanei. Der Herr lasse sein Angesicht über dir leuchten und sei dir gnädig. Daran erinnere ich mich.

Als der Sarg in die Erde gelassen wird, dem Reich der Schatten entgegenschwebt, spüre und denke ich nichts.

Ich werfe ihm eine Pfingstrose hinterher und drehe mich weg.

Die schweigenden Menschen am Grab nehme ich nur schemenhaft wahr, erkenne das eine oder andere Gesicht. Jemand murmelt mir etwas ins Gesicht: Zwei oder drei Worten gelingt es, in mein Herz zu dringen, aber mein Verstand kann die Worte nicht aufnehmen. Innerlich strebe ich fort von dieser unwirklichen Szenerie, einer der Freunde fasst mich unter, und wir gehen langsam Richtung Friedhofsausgang.

Ich lasse meinen Mann allein und fahre mit den anderen davon in ein Restaurant mit Sonnenterrasse. Keine Ahnung, wie mir das gelingt.

Es wird mich schon am nächsten Tag wieder zu diesem Grab ziehen, und von da an wieder und wieder, immer wieder, manchmal zweimal am Tag.

In Émile Zolas Meistererzählung DER TOD VON OLIVIER BÉCAILLE geht es um einen Scheintoten, der alles um sich herum wie durch einen Schleier mitbekommt, seine schluchzende Frau, die Nachbarn, den ihn untersuchenden Arzt.

»Und dann ging der Arzt, mit ihm ging mein Leben dahin. Der Beruf hatte eine Maschine aus ihm gemacht, seine ganze Wissenschaft war Lug und Trug, da er Leben und Tod nicht auf einen Blick zu unterscheiden vermochte.« Am nächsten Morgen packen sie den Verzweifelten in einen Fichtensarg.

»Von jetzt an erreichten mich die Geräusche der Außenwelt nur noch gedämpft.«

Und ja, Zola lässt Bécaille lebend in die Grube fahren, der Albtraum vieler Menschen, die sich vermutlich auch deswegen einäschern lassen. Und minutiös beschreibt der Erzähler, wie sich sein Held unter größter

Anstrengung erst aus dem Sarg und dann aus dem Grab befreit. Eine Fantasterei, doch von einem Sprachkünstler in die richtigen Worte gehüllt, wird diese Begebenheit zum Horror-Szenario, das am Tag nach der Beisetzung durch mein Hirn strömen wird.

Beim Trauerempfang vor dem Essen spricht Dorit in englischer Sprache innig über ihren Vater. Die Gäste genießen den Sonnenschein, gefüllte Sektgläser funkeln in ihren Händen, die Party nimmt Fahrt auf.

Ich höre mich plaudern, die Gäste unterhalten, ich höre mich lachen, und ich sehe mich bei dem Versuch, etwas zu essen, schaffe aber nur zwei Bissen. Während ein Gast mich mit Smalltalk überzieht, beobachte ich, wie ich mich umsehe. Es fehlt jemand. Seit Jahren habe ich keine Feier mehr ohne meinen Mann erlebt.

Und doch ist es beruhigend, im Kreis der Freunde und Familie in diesem Garten zu wandeln, eine Last fällt von mir ab, alles hat funktioniert, wir haben für meinen Mann eine würdevolle Beisetzung und Trauerfeier hinbekommen.

Am späten Nachmittag löst die Gesellschaft sich auf, und ich fahre mit den Kindern nach Hause. Günters Töchter werden morgen heimfliegen zu ihren Familien. Schade, denke ich, ich hätte sie gern noch bei mir gehabt.

Die Musik ist verklungen; langsam kriecht eine Leere in mir hoch, die nichts Gutes verheißt.

6. Juni 2021

Mit meiner Tochter bin ich allein. Meinetwegen hat sie Urlaub genommen, und weil wir es in der Stille der Wohnung nicht aushalten, fliehen wir in unser Allgäuer Haus, wo es nicht weniger still sein wird. Wenn Günters Geist irgendwo zu spüren ist, dann in diesem Haus, dem er so viel Zeit und Energie gewidmet hat, sage ich mir.

Ich habe keinerlei Erinnerung an diese Fahrt und auch nicht an das Ankommen dort. Ich weiß nur noch, dass mir am nächsten Tag mein Körper nicht mehr gehorchte, dass in der plötzlich einbrechenden Ruhe die Trauer mich anfiel wie ein wütendes Raubtier, dass ich außerstande war, das Bett zu verlassen, unfähig, den Alltag anzugehen, dass Beruhigungstabletten halfen, meine Panik unter Kontrolle zu halten.

Was ich nicht wusste: Von jetzt an würden die Trauerdämonen ihr dunkles Werk an mir vollbringen, jeden Tag aufs Neue.

14. Juni 2021

Mein Mann ist seit zwei Wochen tot, und heute vor zwei Jahren sind wir in unserem Lieblingshotel am Gardasee angekommen. In Unterlagen, die ich sortiere, finde ich die Hotelrechnung.

Ich sehe uns im Wasser, wie wir uns einen Ball zuwerfen. Ihn wie gewohnt verhalten, mich beinahe übermütig. In den Olivenbäumen, die den Weg zum Pool säumen, höre ich Zikaden singen. Ich sehe uns auf der Terrasse beim Abendessen, während das Licht des Tages sich bereits in Dunkel verwandelt hat und die Boote draußen auf dem See mit eingeschaltetem Licht dahintuckern. Und ich erinnere mich sehr genau an ein bestimmtes Gefühl, das mich an diesem einen Abend auf dieser Terrasse erfasste: das Gefühl der Vollkommenheit eines Augenblicks. Es ist ein Gefühl, das wir Menschen gern für Glück halten, aber Glück bedeutet für jeden etwas anderes. Ein vollkommener Augenblick, so vermute ich, ist eine bestimmte Art des Einverstandenseins mit allem, was ist, das sich für die meisten Menschen gleich anfühlt, unabhängig von äußeren Umständen.

»Wenn wir über die Vergangenheit reden, lügen wir mit jedem Atemzug.« Diese Behauptung stammt von dem Schriftsteller William Maxwell. Er meinte damit, dass, was wir als Erinnerung ausgeben, in Wahrheit eine Form des Geschichtenerzählens ist, die sich in unserem Geist vollzieht und die sich noch während des Erzählens verändert.

Vielleicht hat es sich anders zugetragen an diesem Abend auf dieser Terrasse über dem Gardasee.

Wir haben in einem Schloss geheiratet, am 18. Dezember 2019, da kannten wir uns sieben Jahre. Das Bauwerk im allgäuischen Unterthingau, das 1695 barockisiert und 1976 in seinen lachsfarbenen Zustand versetzte wurde, beherbergt heute die Gemeindeverwaltung. Mein Brautstrauß leuchtete in der Farbe dieser Mauern, die Fotografin setzte es geschickt in Szene. Es war eine kleine Hochzeitsgesellschaft, nur unsere Allgäuer Freunde feierten unser Jawort mit uns. Die Sonne schien, für einen Dezembertag war es ungewöhnlich mild. Immer wieder sehe ich mir die Bilder an, insbesondere meinen Mann mit seinem leisen Lächeln.

Ich weiß jetzt, dass damals sein Mörder schon in ihm wohnte. Ein Lebertumor reift sehr lange heran, bevor er mit der Zerstörung beginnt, so hatte der Palliativarzt es mir erklärt.

Die Vollkommenheit eines Augenblicks habe ich an unserem ansonsten wunderschönen Hochzeitstag nicht empfunden.

14. Juli 2021

Wie eine Ertrinkende klammere ich mich an die Arbeit. Die Herbstausgabe des von mir verantworteten Magazins THEO will in die Welt. Ich nehme das Steuer wieder in die Hand und habe keine Wahl: Das Schwerpunktthema muss *Tod' & Trauer* heißen. In den vergangenen Wochen habe ich jede Menge Literatur zum Thema in mich hineingefressen. Kein Buch hat mich so bewegt wie Anne Philipes NUR EINEN SEUFZER LANG (LE TEMPS D'UN SOUPIR). Zwischen Wirklichkeit und Albtraum erzählt die französische Schriftstellerin von den letzten Tagen und Wochen an der Seite ihres siebenunddreißigjährigen, sterbenden Mannes, des grandiosen Schauspielers Gérard Philipe. Nicht umsonst trägt das Buch den Untertitel GESCHICHTE EINER LIEBE. Anne Philipe verzichtet auf die direkte, brutale Darstellung der verlustbedingten Emotionen; ihre zärtliche Prosa wird von der Hoffnung getragen, die gemeinsame Zeit um einen Atemzug zu verlängern. Zwischen dem Abschied und der Niederschrift lagen vier Jahre, und so gelingt es ihr, das Private ihrer Liebe vor den Blicken der Leser zu verbergen. Durch diese Diskretion bekommen ihre Erinnerungen über Tod, Trauer und die Endlichkeit etwas Allgemeingültiges.

Ich fliehe aus meinem schwermütigen Gedanken-Labyrinth, lasse mich von der Strömung in meinem Innern forttragen und fange an zu schreiben: Ich erzähle von dem Leiden und Sterben meines Mannes, und weil das Erlebte noch so frisch ist, quellen all die chaotischen Gefühle aus mir heraus wie kohlensäurehaltiges Wasser aus einer gerade geöffneten Flasche.

Ich weiß nicht, wo ich bin. Wer schreibt, wer aus sich schöpft, verlässt die Wirklichkeit und wirkt an einem unbekannten Ort.

Später suche ich nach Autoren, die zum Thema etwas zu sagen haben, und stoße auf das Sachbuch SO STERBEN WIR von Roland Schulz. Er findet Worte für das Unbeschreibliche und gibt Antworten statt Ratschläge, und das ist schon mal eine Leistung: »Tage vor deinem Tod, wenn noch niemand deine Sterbestunde kennt, hört dein Herz auf, Blut in die Spitzen deiner Finger zu pumpen. Wird anderswo gebraucht. In deinem Kopf.«

Mit diesen Worten nimmt Roland Schulz uns mit auf die letzte Reise. Eindringlich beschreibt er, was wir in diesen Tagen und Stunden erfahren. Er verfolgt die Reise des Körpers von der Leichenschau bis zur Bestattung und widmet sich am Ende jenen, die zurückbleiben.

Ja, ich bin eine von ihnen, aber jetzt saugt die Arbeit an dieser Ausgabe mich auf, wird zum Aufputschmittel, das die Trauer für eine Weile betäubt.

Das Magazin erscheint mir jetzt wie eine Konstante meines Lebens: Als mein Liebster still in mein Leben trat, war das in zweimonatigem Rhythmus erscheinende Heft schon sechs Jahre alt, und jetzt, da er mein Leben genauso still wieder verlassen hat, lebt es noch weiter.

10. August 2021

Heute ist er seit einundsiebzig Tagen tot, und heute vor einem Jahr starb Werner, einer seiner engsten Weggefährten. Gemeinsam hatten beide das deutsche Werk von Digital Equipment in Kaufbeuren aufgebaut: Werner als Manager, Günter als Chefingenieur. Die glorreiche Erfolgsgeschichte der Firma und ihr trauriger Niedergang hatten die beiden über Jahre hinweg verbunden.

Ihre Biografien ähnelten sich auffallend: Beide waren annähernd gleich alt, beide hatten in Aachen studiert, beide gingen anschließend nach Amerika, und beide verloren ihre ebenfalls befreundeten Ehefrauen viel zu früh. Werner zog es nach dem Tod seiner Frau und der Schließung der Firma zurück in die Heimat, nach Düsseldorf; bald lernte er eine Frau kennen und blieb. Alice Kraffert wirkte in der Kunst- und Kreativszene der Stadt als Ärztin für Psychiatrie, war bekannt für ihre außerordentliche Gruppenarbeit und schrieb Kolumnen für die RHEINISCHE POST. Das glamouröse Paar führte ein schillerndes gesellschaftliches Leben, und der Zufall wollte, dass ich die beiden längst kannte, als ich Günter traf. Alice leitete im Düsseldorfer Filmmuseum eine Reihe, die sich nach den Vorführungen in Podiumsdiskussionen mit der tieferen Bedeutung des Gesehenen auseinandersetzte. An einem solchen Abend hatte ich das Paar kennengelernt. Und vom ersten Tag meiner Beziehung zu Günter an kam es zu einer schönen Vierer-Freundschaft: zwei späte Paare, die einander ideal ergänzten, sich gegenseitig einluden, zusammen ausgingen oder die Sommerfrische genossen.

Und das Leben.

An einem Abend im Juli 2020 rauschte eine Textnachricht in das Abendessen herein, mit dem Günter und ich zu Hause beschäftigt waren.

Werner hatte gestern Abend einen schweren Schlaganfall. Gruß Nina.

Wir riefen Alice an; Nina, ihre Tochter, nahm ab, dann kam die Mutter völlig aufgelöst und weinend ans Telefon.

Sie hatten Werner gleich ins Krankenhaus auf die Intensivstation gebracht und seine drei Kinder verständigt, die verstreut in Deutschland lebten. Er war halbseitig gelähmt, konnte nicht mehr sprechen. Mehr brachte Alice nicht heraus.

Günter versank in Traurigkeit, er saß still vor sich hin und sagte kaum ein Wort. Knapp drei Wochen später war Werner tot, und wieder drei Wochen später schipperten wir gemeinsam mit vielen Trauergästen den Rhein entlang Richtung Holland, wo seine Asche über dem Strom verstreut wurde.

So, wie er es gewollt hatte.

Dass sein alter Freund Günter ihm nur neun Monate später folgen würde in das Land ohne Wiederkehr, das hätte er sicher nicht gewollt.

Wenige Tage darauf stürzte Alice in ihrem Haus so unglücklich, dass sie sich ein Schädel-Hirn-Trauma zuzog, von dem sie sich nicht mehr erholte.

Sie hatte ihr Gedächtnis verloren.

10. Oktober 2020

Die RWTH Aachen, Deutschlands renommierteste Technische Universität, wird Hundertfünfzig. Als ehemaliger Student und späterer Tutor hat Günter eine Einladung zu einem Jubiläumsempfang erhalten, coronabedingt im kleinen Kreis und mit entsprechenden Hygieneregeln. Wir fahren nach Aachen, es ist noch schön warm für diese Jahreszeit, und Günter zeigt mir die Orte seines Wirkens. Das Auditorium Maximum in der Eilfschornsteinstraße. Der große Hörsaal ist verwaist, alle Vorlesungen sind ausgefallen. Wir schleichen uns in den leeren, riesigen Saal, klettern ein paar Stufen hinauf, setzen uns in eine mittlere Reihe und lachen uns ins Gesicht. Mein Liebster ist bewegt, er greift nach meiner Hand und erzählt mir etwas von Getriebelehre-Vorlesungen und seinem ehemaligen Professor Walther Meyer zur Capellen, der schon lange verstorben ist, durch sein Wirken aber Unsterblichkeit in Ingenieurkreisen erlangt hat.

Ich küsse Günter auf die Wange und höre ihm zu.

Und ich weiß noch, dass ich glücklich war, weil er es war.

25. Februar 2022

Heute vor neun Jahren haben wir uns kennengelernt. Es ist jetzt schon der vierte Jahresmarker, den ich ohne ihn bin. Mein Geburtstag im letzten Oktober, unser Hochzeitstag, Weihnachten, Silvester. Die Zeit reißt alles mit sich fort, die Kindheit, die Jugend, die Liebe, das Leid. Zeit ist ein anderes Wort für Sterben.

Mit Stephanie fahre ich zum Friedhof, wir haben eine Kerze dabei, aber sie passt nicht ins Grablicht. Es ist furchtbar kalt, unsinnigerweise greift der Gedanke nach mir, dass er dort unten frieren könnte, es ist so kalt wie damals bei meiner Wohnungsbesichtigung in der Gustav-Mahler-Straße.

25. Februar 2013

Nachdem er sich mir vorgestellt hatte, zeigte er mir geduldig Raum für Raum, erklärte, er vertrete seine in London lebende Tochter, der dieses Haus gehöre. Er selbst lebe im Allgäu.

Ich bemängelte die Beschaffenheit des Balkons, und er bot mir an, über Verschönerungen mit seiner Tochter zu sprechen. Seine Stimme hatte eine angenehme Temperatur, er sprach ruhig und sah mich dabei unbeteiligt an. Die Wohnung ist schön, aber ein dritter Stock ohne Aufzug kann für eine nicht mehr junge Frau leicht zum Problem werden, sagte ich, als könnte er dieses Problem für mich lösen.

Ich war unschlüssig. Um Zeit zu gewinnen, diskutierte ich noch die Struktur des Parkettbodens, um dann einen Tag Bedenkzeit zu erbitten.

Längst hatte ich die Wohnung abgeschrieben, doch meine Gedanken eilten der Frage hinterher, wie ich es anstellen könnte, ihn wiederzusehen. Und war selbst überrascht ob dieses kühnen Ansinnens, das so gar nicht meiner Zurückhaltung Männern gegenüber entsprach: Aber da war eine beinahe zwanghafte Anziehungskraft.

Ich rufe Sie morgen an, sagte ich und verabschiedete mich mit einem schiefen Grinsen.

Am nächsten Morgen druckste ich weiter herum. Nach einem kurzen Räuspern antwortete er sehr höflich: Ich möchte diese Angelegenheit gern zu Ende bringen. Sollte sich also ein Interessent spontan für die Wohnung entscheiden, ist sie weg. Das letzte Wort zögerte er hinaus, fast entschuldigend.

Selbstverständlich, beeilte ich mich zu sagen und wusste nicht, ob ich mir wünschen sollte, dass sie weg ist. Schweren Herzens rief ich ihn tags darauf an, um die Wohnung abzusagen. Und damit wohl jede Möglichkeit auszuschließen, mit ihm in Kontakt zu bleiben. Er quittierte es mit einem ruhigen Okay, das er sehr undeutsch aussprach. Ich versuchte das Gespräch auszudehnen, fragte nach, wann er zurückfahre ins Allgäu, und wartete eine Antwort gar nicht ab, sondern schmeichelte ihm ins Ohr, wie sehr ich die Berge liebe.

Wenn Sie das nächste Mal unten sind, rufen Sie mich an, vielleicht passt es, dass wir einen Kaffee trinken. Er sagte es völlig unengagiert, so nebenbei eben.

Ich legte auf und ließ mich auf einen Stuhl fallen. So ein Mann lebt niemals allein, meuchelte mein Hirn jede aufkeimende Hoffnung.

Sechs Wochen später hatte ich mich in einem kleinen Hotel nahe Oberstdorf eingemietet, wenige Kilometer von seinem Zuhause entfernt. Er wolle mich zu einem

Spaziergang abholen, hatte er am Telefon kurzerhand entschieden.

Ich bin aufgeregt, stehe am Fenster, sehe einen VW-Bus vorfahren und fürchte den Augenblick, in dem er dem Wagen entsteigt und ich meine Entscheidung bereue.

Habe ich mir etwas eingebildet damals in der Gustav-Mahler-Straße? Ist er bloß ein Langweiler aus der Provinz mit einer ebensolchen Ehefrau und ich das Opfer meiner romantischen Anwandlungen?

Es ist immer das nächste Wiedersehen nach einer ersten Begegnung, das Klarheit bringt.

Die Autotür öffnet sich langsam, und ebenso langsam steigt er aus. Er trägt Jeans und Rollkragenpullover, schlüpft in ein Sakko, das lässig auf dem Beifahrersitz liegt, und dann dreht er sich um und ich sehe sein Gesicht mit den fragenden Augen.

Ich weiß nichts von ihm, weiß nicht, wie er lebt, woher er kommt, weiß nicht, ob er schnarcht oder nicht, aber alles in mir ruft: Ja!

Von diesem Augenblick an bleiben uns noch acht Jahre und fünfundfünfzig Tage.

5. Februar 2022

Ich frage mich, ob ich als Trauernde zu erkennen bin, als eine Frau, um die man lieber einen Bogen macht. Mir fällt die Sati-Tradition in Indien ein, die eine Witwe bis vor gar nicht langer Zeit zur Selbstverbrennung auf den Scheiterhaufen ihres verstorbenen Mannes schickte.

Auch heute werden Witwen in Indien verflucht, werden oft von ihren eigenen Familien verstoßen, und allein ihr Anblick bedeutet Unglück.

Bei einigen Stämmen der Native Americans, so auch bei den Sioux der nördlichen Plains, wurden trauernde Frauen durch eine bestimmte Kleidung kenntlich gemacht, ihr langes Haar mussten sie abschneiden. In einer genau festgelegten Zeit durfte niemand sie ansprechen und der Name des Verstorbenen fortan nie wieder ausgesprochen werden.

Unsere Freunde halten sich anscheinend an solche Traditionen, jedenfalls halten sie sich auffallend zurück, Einladungen sind rar geworden für mich. Zu mühsam ist es wohl, gegen die Verdrängungskräfte anzugehen, die uns umschlingen, wenn das Unerhörte, wenn der Tod zu nah an uns herantritt.

Ich bin allein nach Hamburg gefahren zu einer Freundin und von dort weiter an die Ostsee, an sein heimatliches Meer. Ich mag diese kühle, blaue See, die sich jeden Tag anders präsentiert und die ich immer mit ihm in Verbindung bringen werde.

An seinem Geburtstag Ende März werde ich auch ohne ihn sein, und Ostern, das wir fast jedes Jahr an der Ostsee verbrachten, auch. Und dann wird sein erster Todestag mich schon Tage vorher in Panik versetzen.

Und auch danach werde ich ohne ihn sein, so lange ich lebe, immer ohne ihn.

Die Trauerwellen kommen, wann sie wollen. Es muss nicht ein Jahrestag sein, an dem sie mich qualvoll überfallen. Und doch spüre ich, dass ich ganz tief hinunter muss auf den Grund, dass ich nicht zu oft nach Zerstreuung suchen darf. Sollte noch ein Weg da sein, führt er durch diese gnadenlose Finsternis.

»Es ist, als würden wir uns in dieser unbestimmten Periode, die man Trauer nennt, in einem U-Boot befinden, still auf dem Meeresboden, der Untiefen bewusst, mal näher, mal entfernter, hin und her geworfen von Erinnerungen«, schreibt die Schriftstellerin Joan Didion in ihrem berühmtesten Werk Das Jahr magischen Denkens, in dem sie den plötzlichen Herztod ihres Ehemannes verarbeitet.

Das hätte ich ihm auch gewünscht: dass ein Herzstillstand im Schlaf ihn schmerzlos auf die andere Seite geholt hätte. Dass er nicht beinahe drei Wochen dem Tod hätte ins Auge blicken müssen.

16. Oktober 2016

Heute ist mein Geburtstag, wir wollen ihn in Danzig feiern. Mit dem VW-Bus fahren wir nach Berlin, übernachten bei Freunden. Am nächsten Morgen geht es weiter über die Grenze nach Posen und Bydgoszcz, das früher einmal Bromberg hieß.

Günter sitzt am Steuer, und in seinem gelegentlichen Summen klingt seine Vorfreude durch. Er gehört nicht zu den Menschen, die Erinnerung als Störfaktor für die Zukunft betrachten. Ein paar Jahre zuvor war er schon einmal allein nach Danzig gereist, auf den Spuren seiner Kindheit, wie es so heißt.

Irgendwo im polnischen Hinterland essen wir zu Mittag, halten uns über den Tisch hinweg an den Händen und erreichen am Nachmittag Danzig, das heute Gdańsk heißt.

Wir checken ins Hanza-Hotel im Herzen der Altstadt ein, ruhen nicht aus, sondern laufen sogleich los. Die alte freie Reichsstadt, obgleich von den Polen etwas zu üppig renoviert, erscheint mir exotisch, fremd mit ihren riesigen, runden Steinkugeln, die die Eingänge zu den Patrizierhäusern bewachen.

Hier, am Ufer der Mottlau, war er als kleiner Junge herumgestromert, in der damals noch evangelischen Marienkirche hatte er mit Mutter und Schwester den Sonntagsgottesdienst abgesessen. Es hatte nicht viel genützt, er ist später doch aus der Kirche ausgetreten, und dieser Umstand sollte anlässlich seines Todes noch Ärger bringen.

Sein Geburtshaus zeigt er mir gleich am nächsten Morgen. Die etwas abschüssige, ruhige Straße hatte früher Kleine Molde geheißen, war nach dem Krieg von den Polen in Leona Wyczółkowskiego umbenannt worden.

Die letzten Meter zum Haus läuft der gebürtige Danziger schneller, bleibt stehen und sagt leise und bewegt:

Das ist es. Wir stehen vor einem hübschen Einfamilienhaus mit Garten und riesengroßer Fernsehantenne auf dem Dach. Zu gern würde er bei den jetzigen Bewohnern klingeln, lässt es dann doch. Lange stehen wir davor, er trennt sich nur schwer von dem Ort. Ein Wunder, dass niemand aus dem Haus gestürmt kommt und uns verscheucht. Hier ließe es sich doch auch gut leben, sagt er und wischt sich eine Träne aus dem Auge.

In diesem Garten war sie passiert, die Sache mit dem russischen Soldaten, der, als der kleine Günter mit gefundener Munition spielte, plötzlich vor ihm aufgetaucht war und ihn genötigt hatte, die Munition sofort in der Erde zu verbuddeln. Der Mann hatte dabei den Zeigefinger in die Höhe geschraubt und anschließend wieder nach unten gesenkt. Das gehört nicht in Kinderhand, sollte es wohl heißen.

»I hope the Russians love their children too«, singt Sting.

Am nächsten Tag, es ist frostig für diese Jahreszeit, kaufen wir uns Wollmützen und besuchen die Günter-Grass-Galerie in der Szeroka 34. Für die Bücher des ebenfalls hier geborenen Schriftstellers kann mein Mann sich begeistern. Mir sagen die Texte von Grass nicht viel, für mich riechen sie zwischen den Zeilen nach Kohl und anderem Mief. Aber das ist eine andere Geschichte.

Mit der Straßenbahn fahren wir am Nachmittag in den Stadtteil Neufahrwasser, der heute Nowy Port heißt. In einer der Hafenanlagen hatte seine Mutter, zusammen mit anderen Frauen, 1945/46 die Kriegsversehrten versorgt, während die Kinder in der völlig zerstörten Stadt nach Essbarem suchten. Wir müssen am Abend nicht lange suchen; in einem Restaurant in der Langgasse, der ältesten und prächtigsten Straße der Stadt, serviert man uns einen Kabeljau, der in Danzig früher Pomuchel hieß. Von den Wänden des üppig mit Kronleuchtern ausgestatteten Gasthauses sieht Karol Wojtyła, der polnische Papst, listig auf die Gäste herab.

Bleibt noch mein Geburtstag am nächsten Tag: Ich hatte mir einen Gottesdienst in der heute katholischen Marienkirche gewünscht, und so geschieht es. Während der Zeremonie denke ich an Günters Mutter, die eine fromme, sehr überzeugte Protestantin war und die sich ihren Sohn in der heimatlichen Kirche unter Katholiken nicht hätte vorstellen können.

18. Dezember 2020

Unseren ersten Hochzeitstag feiern wir pandemiebedingt zu Hause – nun ja, feiern ist etwas hochgegriffen. Am frühen Morgen hat Günter Kaffee gekocht und kommt mit zwei dampfenden Tassen zurück ins Bett. Ich gebe ihm einen Kuss, wir lehnen uns genüsslich zurück und lassen den Tag unserer Eheschließung noch einmal an uns vorbeiziehen. Der nette Standesbeamte hatte uns nach der Zeremonie augenzwinkernd zugeraunt, dass wir das älteste Paar seien, das er je getraut habe. Was damals für uns irgendwie befremdlich klang, so nämlich, als seien wir dem Pflegeheim entsprungen, amüsiert uns heute. Diplomatie oder Charme ist die Sache der Allgäuer nicht.

In einem Düsseldorfer Restaurant habe ich ein besonderes Menü bestellt, das am Abend angeliefert wird. Ich ziehe mein Hochzeitskleid an, mache mich sorgfältig zurecht und lege eine Pavarotti-CD auf. Für Günter, so scheint mir, ist das alles arg theatralisch, er setzt sein umwerfendes Grinsen auf und öffnet eine Weinflasche.

Viel später bemerke ich, dass er aus seinem Weinglas kaum etwas getrunken hat.

12. März 2022

Die Sonne hat sich frühmorgens auf den Weg gemacht, es verspricht ein warmer Tag zu werden. Ich fürchte mich vor dem Frühling und dem Sommer. Noch ist es um sieben Uhr abends dunkel, aber schon bald werden die Tage des Kummers sich ziehen wie das letzte Stück eines Pilgerwegs unter sengender Sonne.

Mit meiner Freundin Magdalena bin ich zum Mittagessen verabredet, dann fahren wir zum Friedhof. Am Grab, vor diesem Stück bepflanzter Erde, auf dem die mit Günters Namen versehene Stele eine unmissverständliche Wahrheit verkündet, umfängt der Schmerz mich wie ein liebgewonnener Bruder. Seit bald zehn Monaten weine ich um Günter, ich wusste nicht, dass die Tränendrüsen so viel Flüssigkeit produzieren können.

Mein Mann ist es wert.

Magdalena verschränkt die Hände zum Gebet, sie ist sehr religiös. Vor fünfzehn Jahren konvertierte die einstmalige ungläubige Protestantin zum Katholizismus, die ganze katholische Von-der-Wiege-bis-zur-Bahre-Performance bestimmt heute ihr Leben.

Sie verbringt viel Zeit in ihrer Ferienwohnung im Schwarzwald: Dort hat sie die Pflege einer abgelegenen Kapelle übernommen, die ihrer Namenspatronin geweiht ist, denn eigentlich heißt sie Maria Magdalena. Frühmorgens schließt sie die Kapelle auf, am Abend sperrt sie sie um sechs Uhr wieder zu.

Ihre Lebenslust und gleichzeitige Klugheit machen ihre Frömmigkeit erträglich und sie zu einer meiner liebsten Freundinnen. Ob sie von sich selbst weiß, dass sie eine hoffnungslose Romantikerin ist? Nur Romantiker verfallen kritiklos dem die Sinne streichelnden katholischen Ritus.

Seit der Beisetzung meines Mannes ist Magdalena das erste Mal hier und schüttelt immer wieder den Kopf. Dann sagt sie leise: Wie gut, dass er diesen schönen Platz hat und nicht eingeäschert wurde. Er ist hier, und du kannst ihn jederzeit besuchen.

Glaubt sie wirklich, dass er hier ist?

Epikur sagt, solange wir da sind, ist der Tod nicht da, und sobald er da ist, sind wir es nicht mehr.

Wir setzen uns auf eine Bank in Sichtweite des Grabes und sie erzählt von ihrem Mann, der vor ein paar Jahren gestorben ist.

Und an ihren Stiefsohn erinnert sie, Sven, den der Krebs vor drei Jahren mit Siebenundfünfzig dahingerafft hat.

Weißt du eigentlich, dass Svens Urne in unserem Garten bestattet ist? Es weiß niemand sonst. Sie sieht mich mit dem Blick der Überbringerin einer geheimen Nachricht an; es folgt die ganze Geschichte, während sich auf dem Grabstein meines Liebsten ein kleiner Vogel niederlässt und der Wind das Geräusch einer Säge herüberträgt.

Svens Witwe Melanie, einst von Magdalena hochgeschätzt, war längst wegen einer üblen Anschuldigung der Familie in Ungnade gefallen. Für das Grab ihres Mannes gab Melanie bei einem von ihr verehrten Bildhauer einen überkandidelt designten Grabstein in Auftrag, der Svens Bedeutung unterstreichen sollte und den die Kinder erwartungsgemäß verschmähten. Die Stieftochter, Laura, ließ daraufhin die auf dem Düsseldorfer Nordfriedhof ruhende Urne von ihrem Freund ausbuddeln, um sie heimlich im Garten der Großeltern hinter einem Hortensienbusch zu vergraben.

Mit nur zu erahnender Schadenfreude im Gesicht sieht Magdalena in die Ferne. Melanie steht jetzt vor einem leeren Grab.

14. März 2022

Daheim machen wir uns zurecht für einen abendlichen Theaterbesuch. Ich föhne mein Haar, laufe hin und her, mein Mann sucht nach einer bestimmten Krawatte. Aber ich sehe ihn nicht. In diesem wie in allen anderen Träumen nach seinem Tod spüre ich ihn ganz nah bei mir, spüre seine Wärme, sehe ihn aber nicht. So, als hätte ich seinen Schatten in mich aufgenommen. Ein anderes Mal stehe ich in einer Apotheke und sage zu ihm: Soll ich die Säureblocker mitnehmen? Ich fühle ihn neben mir, atme ihn ein, sehen kann ich ihn nicht.

Die zwei Wochen zwischen Krankenhaus und Hospiz, die mein Mann noch zu Hause verbracht hat, haben uns beide verwandelt: ihn in einen Dahinsiechenden und mich in einen funktionierenden Automaten. Wenn ich nicht neben ihm saß und seine Hand hielt, lief ich fremdgesteuert von Raum zu Raum, meistens dann, wenn er eingeschlafen war. Was ist das für ein Aktionismus, der selbst während einer existentiellen Krise noch in einem rotiert?

An einem sonnigen Tag deckte ich auf unserer Terrasse für das Mittagessen; nur mit Mühe kam er mit dem ihm verordneten, aber verhassten Rollator hinterher: Ich lächelte ihn an, um sein Lächeln herauszulocken. Er schaute fast unfreundlich und murmelte: Was ist?

Ich sagte: Ich sehe dich verliebt an.

Er nickte beinahe unmerklich, seine Augen schauten bloß nachdenklich.

Einmal, als ich aus der Küche kam, war er vom Sofa auf den Boden gefallen. Ich versuchte ihn hochzuheben, aber es gelang mir nicht. Lass mich liegen, bitte, lass mich liegen, flüsterte er. Doch ich zog weiter an ihm herum, versuchte, ihn unter den Armen zu packen und hochzuheben, aber es war zwecklos, obwohl er so leicht geworden war. Es war die Panik meiner Seele, die mir alle Kraft geraubt hatte. Lass mich liegen, bitte! Ich rief den Rettungswagen der Malteser, seit zwei Tagen hatten wir einen entsprechenden Notrufknopf.

Es dauerte eine Weile, und dann kam ein einzelner, kräftiger Mann, der ihn im Handumdrehen hochhievte und wieder aufs Sofa setzte. Mein Mann bedankte sich und drehte den Kopf zur Seite.

Warum ist Sterben so schwer? Heute weiß ich, dass er damals, auf dem Holzboden liegend, hoffte, einfach davondriften, einfach sterben zu können, um der entsetzlichen Bedürftigkeit ein Ende zu setzen.

Eine Woche musste er sie noch aushalten.

In dieser Woche habe ich noch neben ihm geschlafen, und wenn ich nachts wach war und er auf dem Rücken lag, habe ich mich zu ihm gedreht und lange sein Profil angesehen, um es mir für immer einzuprägen. Diese leichte Erhebung auf dem Nasenrücken, das ausgeprägte Kinn und die wunderbar hohe Stirn, die ich so an ihm liebte. Mit meiner Nase habe ich ganz sanft seine Wange berührt.

Bald wird von all dem nichts mehr existieren.

Die Ärzte hatten ihm noch eine Antikörpertherapie verschrieben mit dem vagen Hinweis, sie könne ihm noch ein paar Monate Leben schenken, selbstverständlich mit Nebenwirkungen und selbstverständlich ohne Garantie.

Dorit, Silke und ich haben ihn abwechselnd gedrängt, diese Tabletten zu nehmen.

Eines Nachts, als ich wach wurde, spürte ich, dass auch er wach war, und dann sagte er leise: Ich werde sie nicht nehmen. Und ich sagte bloß: Ich verstehe dich.

Nichts anderes hätte ich sagen können, es wäre Verrat gewesen.

Das Testament ist längst bei den Töchtern angekommen, aber sie melden sich nicht, obwohl wir bis vor einer Woche dauernd Textnachrichten ausgetauscht hatten. Ich habe auf ihre Mailboxen gesprochen, überlege, was ich noch tun kann.

Irgendwann meldet sich Silke und meint in beschwichtigendem Tonfall, das Testament müsse erst einmal sauber ins Englische übersetzt werden, sie würden so einiges nicht verstehen.

Eine Schonfrist.

Ich stehe weinend vor seinem Grab, spreche mit ihm, frage, ob er will, dass ich zugunsten seiner Kinder auf meinen Anteil verzichte. Ich suche nach einem Zeichen; vielleicht wiegen die sommerlichen Halme, die ich habe pflanzen lassen, sich zustimmend im Wind.

Sie bleiben bewegungslos stehen.

Bis heute kann ich nicht an dem Krankenhaus vorbeifahren, in dem sie ihn mir aus den Armen gerissen haben. An die sechs Tage, die er dort malträtiert wurde, habe ich wenig Erinnerung, bloß, dass wir dauernd telefonierten und es immer schwieriger wurde, ihn zu verstehen, so kraftlos war seine Stimme. Wenn er nicht an sein Handy ging, habe ich panisch auf der Station angerufen. Mein armer Mann musste dafür eine Rüge einstecken und mir auf Geheiß des Personals verbieten, noch einmal anzurufen. Wie ich diese Tage und Nächte ansonsten verbracht habe – ich weiß es nicht mehr.

13. Mai 2021

Eine behandelnde Ärztin teilt mir am Telefon mit, dass ich ihn am nächsten Tag für eine halbe Stunde besuchen darf – mit negativem Corona-Test, versteht sich. Sie habe dazu eine Erlaubnis für mich am Krankenhausempfang hinterlegt. Ich zittere vor Aufregung, schluchze wie ein Kind und wünsche, es wäre schon der nächste Tag.

Eins weiß ich: Bin ich erst einmal zu ihm vorgedrungen, werde ich ihn mit nach Hause nehmen. Und wenn ich das ganze Krankenhaus umkrempeln muss.

Weil es genau das ist, was er will und was er jetzt braucht.

Frühmorgens mache ich mich sorgfältig zurecht. Ein strahlender Frühsommertag ist aufgezogen und mit ihm neue Hoffnung. Es ist Christi Himmelfahrt, wie

Gläubige und ehemalige Gläubige sagen, Vatertag sagen die anderen.

Merkwürdig, diese unsinnige Hoffnung, die sich immer wieder heranschleicht, ohne gebeten worden zu sein.

Die Frau am Empfang grüßt unfreundlich, kramt in Papieren, schüttelt den Kopf: Nein, auf diesen Namen ist hier keine Erlaubnis hinterlegt.

Ich höre mich sagen, dass es nicht sein könne, Frau Dr. Lambertin hatte doch …

Sie fällt mir barsch ins Wort: Ich sagte doch schon …, und wendet sich dem nächsten Besucher zu.

Meine Knie schlackern, ich bleibe dennoch aufrecht stehen und weiche keinen Zentimeter zurück. Mit fester Stimme bitte ich sie, auf der Station für Innere Medizin im dritten Stock anzurufen. Sie funkelt mich durch ihre Brille an, spürt die Macht, die sie über mich hat, spürt meine Angst, abgewiesen zu werden. Und dann greift sie zum Hörer, spricht mit irgendwem und lässt mich passieren. Zwei Sekunden später ruft sie hinter mir her: Aber bloß eine halbe Stunde! Ich renne die Treppen hinauf in den dritten Stock, im Aufzug habe ich Platzangst. Es ist Zimmer 308, mein Mann sitzt in seinem hellblauen Schlafanzug auf dem Bettrand, er ist unrasiert, sein Gesicht ist erschreckend eingefallen. Noch nie habe ich so erloschene Augen an ihm gesehen. Der Schlauch eines Tropfs steckt in seiner zerschundenen Hand, an der getrocknetes Blut klebt wie auch am Ärmel des Schlafanzugs. Sein Anblick zeigt mir die unbarmherzige Wahrheit: Er wird nie wieder gesund werden.

Es ist stickig und muffig im Raum; obgleich er sich auf der sogenannten Privatstation befindet, wirken das Zimmer und mein armer Mann nicht besonders gepflegt.

Er selbst wirkt teilnahmslos, freut sich kaum, mich zu sehen. Ich setze mich auf einen Stuhl neben ihn, nehme sein Hand, küsse ihn, spüre die vertraute Wärme und komme zur Ruhe.

Ich bin bei ihm!

Der Chefarzt kommt jeden Augenblick, dienert im Flüsterton die Schwester, die jetzt ihren Kopf zur Tür reinsteckt. Woher weiß sie, dass ich hier bin, dass ich nichts so ersehne wie ein Gespräch mit einem kompetenten Arzt? Vor ein paar Tagen hat eine Assistenzärztin am Telefon herumgedruckst und etwas von einem Tumor gemurmelt, den man vermute.

Aber selbstverständlich müssen wir erst noch die Ergebnisse abwarten.

Da hatte ich schon fünfmal auf der Station angerufen und um ein Arztgespräch gefleht.

Ich melde mich dann wieder, hatte sie noch gerufen. Ein teuflischer Satz, mit dem jemand alle Macht an sich reißt und den anderen zur Ohnmacht verdammt.

Mein Mann sieht zum Fenster hinaus an mir vorbei, dann fragt er, wann er nach Hause kann. Jetzt, antworte ich ihm.

Ein Arzt betritt geräuschvoll das Zimmer. Er begrüßt uns jovial, stellt sich als Dr. Moustakidis vor, Leiter der Onkologie. Er setzt sich auf den Sessel neben dem Besuchertisch und sieht mich freundlich an, so, als wolle er mir eine frohe Botschaft übermitteln. Meine Hände sind feucht.

Tja, Frau Schneider, das sieht nicht besonders gut aus, aber wir können noch etwas tun, so ist es ja nicht. Lebensverlängernde Maßnahmen, wissen Sie. Er zaubert ein aufmunterndes Lächeln in sein Gesicht. Dann blickt er auf ein Dokument, das er einer mitgeführten Mappe entnimmt und liest: Der Lebertumor hat leider schon gestreut, Metastasen sehen wir im Magen und in der Bauchspeicheldrüse. Dann empfiehlt er diese Antikörpertherapie, und ich bin ihm dankbar, dass er klar spricht und mich mit Mediziner-Latein verschont.

Sie können Ihren Mann mit nach Hause nehmen, die Tabletten schreibe ich Ihnen auf.

In den acht Jahren, die wir uns kannten, wurden mein Mann und ich zu einem Paar, das es gut miteinander aushielt. Wir waren füreinander der Mensch, dem man vertraut. Er hatte keine Angst vor Nähe, obgleich es nicht einfach war, in sein Inneres vorzudringen. Wir pendelten zwischen Düsseldorf und dem Allgäu hin und her. Es macht ihm Freude, das Unterwegssein, er kannte es schon, seit er ein Kind war.

Ich liebte meinen Mann nicht nur, ich mochte ihn auch. Ich mochte seinen Anstand, seine Klarheit, die auf Weisheit gründete, und seine Fähigkeit, Dinge auf den Punkt zu bringen, statt sie zu zerschwafeln. Erzählte ich ihm ausufernd von komplexen Zusammenhängen, fragte er gern, wenn ich endlich fertig war: Ist das jetzt gut oder schlecht?

Das Dorf, in dem er ein Haus besitzt, heißt Görisried. Es ist ein eher unspektakulärer Ort, der einige Bekanntheit durch die unglaubliche Meldung erlangt hat, dass der ortsansässige Tierarzt Dr. Spätauf Angst vor Katzen hat und sie deswegen ungern behandelt. Dieses die Menschen immer aufs Neue belustigende Gerücht wird in der Region gern kolportiert.

Mich hat es eher neugierig gemacht, denn nie hat ein Mensch sich in dieser Gegend herumgetrieben, der sich mehr vor Katzen fürchtet als ich. Weshalb ich auch nicht wirklich im Ort angekommen bin. Etliche der Frauen im Dorf haben ihre Männer bereits begraben und leben jetzt mit einer oder gleich mehreren Katzen, die wiederum pausenlos Junge in die Welt bringen.

Die lockenden Miez-Miez-Rufe dieser Frauen hallen allabendlich durch das Dorf, wenn die Streuner in den Gärten der umliegenden Häuser Besseres zu tun haben als um die Beine ihrer Kümmerinnen zu streichen. In Sommernächten zeugt lautes Katzengeschrei vom Paarungswillen dieser für viele Menschen possierlichen Tiere. Mir graut vor dieser Jammerei, sie zwingt mich unter die Bettdecke.

Mein Mann hatte Bewegungsmelder auf der Terrasse angebracht, ich wusste also immer genau, wann wieder eine ums Haus schlich. Sie waren schwarz, sie waren weiß, schwarz-weiß oder rot oder getigert, nie habe ich es gelernt, die Viecher auseinanderzuhalten. Sah ich eine vom Fenster aus im Garten, riss ich mit großem Getöse die Terrassentür auf und tat, als würde ich hinter ihr herrennen, hätte es mich aber nie wirklich getraut. So, wie ich mich auch im Dunkeln nicht raus traute aus dem Haus, außer natürlich mit meinem Mann, der die Vorhut bildete und auch kein Katzenfreund war. Die Katzen und ihre oft erschreckende Lautlosigkeit haben dazu beigetragen, dass ich selbst im sommerlichen Garten nie wirklich entspannen konnte.

Wie viele Menschen haben mich schon gefragt, welches Trauma dieser Angst zugrunde läge – ich weiß es nicht mehr genau. Mein Vater erzählte, dass, als ich ein Kleinkind war und wir Verwandte auf einem Bauernhof besuchten, ein neugeborenes Kätzchen in meinem Schoß zappelte und die Katzenmutter mit ausgefahrenen Krallen von einer Gardinenstange auf mich niedersprang. Nach einer solch langen Zeit kann ich nicht mehr genau sagen, ob es nur ein Albtraum war, eine immer aufs Neue belebte Erfindung, oder ob es sich tatsächlich so zugetragen hat.

Zu Tieren habe ich mich nie wirklich hingezogen gefühlt; ich kann nicht sagen, dass ich sie nicht mag, sie blieben mir nur fremd. Wenn überhaupt, kann mich noch am ehesten ein kleiner Hund erfreuen. Es sind die Menschen, die mich in der Welt am meisten interessieren.

Mein Mann hat seinen Garten geliebt, gern lief er frühmorgens barfuß über die Wiese, sie war sein Außenbüro, hier kamen ihm die besten Ideen. Seine Themen waren Physik, Raumfahrt (in seiner Zeit am MIT in Boston hatte er an einem NASA-Projekt geforscht) und Entropie. Außer Günter Grass las er nur Sachbücher, meine Leidenschaft für Belletristik teilte er nicht.

Heute bedauere ich, dass ich ihn immer spüren ließ, dass weder das Haus noch der Garten mir je Heimat wurden. Nach dem frühen Tod seiner Frau gab er jenes Haus auf, in dem sie seit der Rückkehr nach Deutschland gelebt hatten. Er hätte es nicht ertragen, dort ohne sie zu sein, das hat er mir einmal erzählt. Das eher kleine Haus in Görisried hat er nach dem Kauf erweitert und umgestaltet; nie lebte er dort mit einer Frau, alles in den Räumen atmet sein Wesen. Er wäre gern mit mir für immer dortgeblieben, aber ich war zu sehr Stadtmensch, ungeeignet für das Landleben. Unser Kompromiss ging so: Ich sah in der Düsseldorfer Wohnung unser Zuhause und er im Allgäuer Haus.

Bevor wir uns kennenlernten, hatte er eine Weile eine Freundin, eine sportliche Allgäuerin, mit der er Ski laufen und wandern ging.

Aber meine Frau hätte sie niemals ersetzen können. Weiter hat er nicht über sie gesprochen. Und ich fragte auch nicht nach.

5. August 2021

Er ist seit siebenundsechzig Tagen tot. Ich stehe am Flughafen Memmingen, pandemiebedingt draußen, und warte auf Silke, die mit ihrem zehnjährigen Sohn Finn aus London kommt. Im Haus, das mein Mann mir hinterlassen hat, will sie nach Erinnerungsstücken der Familie und nach Dokumenten suchen.

Es dauert lange, bis sie aus dem Flughafen herauskommen, und ich freue mich, sie zu sehen.

In beiden lebt mein geliebter Mann fort. Silke ist eine sehr schlanke, nein, eine magere Frau mit langen blonden Haaren und blitzenden Augen, die an meinen Mann erinnern. Der Kleine blickt mit dunklen Augen aufgeweckt in die Welt. Er spricht ein so britisches Englisch, dass ich Mühe habe, ihn zu verstehen.

Die Stimmung im Auto ist verhalten, Silke und ich haben es nie zu einer wirklich herzlichen Verbindung gebracht – die Zeit war zu kurz und sie viel zu beschäftigt mit Haus, Mann und zwei Söhnen in London. Zweimal haben mein Mann und ich die Familie dort besucht. Sie lebt in einem vornehmen Viertel einen modernen Lebensstil, was uns die Übernachtung in ihrem eleganten Gästezimmer gestattete. Ich erinnere mich daran, dass ich die Designer-Duscharmatur in dem Marmorbad nicht zum Laufen bekam, mich aber auch nicht traute, halbnackt durch das Haus zu rennen, also ließ ich es mit dem Duschen. Nach drei Tagen flüsterte mein Mann abends kurz vor dem Einschlafen: Ich freue mich schon wieder auf unseren Lifestyle. Das wärmte mein Herz, und ich fühlte mit ihm.

Und doch war Silke diejenige der beiden Töchter, der er besonders innig zugetan war. Er hätte es niemals zugegeben, aber es war mein Eindruck, dass sie ihm sehr nahestand. In der ersten Zeit kitzelte es meine Eifersucht, wenn er mit Silke am Telefon in zärtlicher Tonlage Neuigkeiten austauschte. Auch hat mich nervös gemacht, dass er von seinen Töchtern jeden Anruf zu jeder Zeit entgegennahm, ganz gleich wo wir gerade waren. Und sie riefen tatsächlich an, wann immer es ihnen einfiel. Dorit aus Oregon gern, wenn es hier in Deutschland zehn Uhr abends war. Und er ging ans Telefon, weil sie sich ansonsten lange nicht mehr melden würde.

Wieso arbeite ich mich immer wieder an Günters Töchtern ab? Warum regen sie mich zu so vielen, manchmal überkritischen Gedanken und Reflexionen an? In Wahrheit hatte mein Mann tolle, attraktive Töchter, auf die er stolz sein konnte. Für sie war es auch nicht einfach mit mir: Sie hatten ihre Mutter früh verloren und sahen sich einer fremden Frau gegenüber, die ihnen den Vater entzog und womöglich entfremdete.

Eine Freundin klärte mich einmal darüber auf, dass es eine typisch weibliche Eifersucht sei, die in mir arbeite, und dass es besser gewesen wäre, mein Mann hätte Söhne aus erster Ehe statt Töchter, mit Söhnen käme die zweite Frau besser zurecht.

Ich denke darüber nach und kann es mir vorstellen.

Als wir im Haus ankommen, laufen wir unschlüssig und ziellos durch die Räume. Ich öffne die Terrassentür, um frische Luft hereinzulassen. Wir setzen uns draußen hin und blicken schweigend in den Garten, auf die Birke, die nicht mehr ganz gesund ist und schon jetzt, im August, ihre Blätter verliert. Es ist hart, ohne Papi hier zu sein, sagt Silke in ihrem englischgefärbten Deutsch und nimmt ihren Jungen auf den Schoß. Der Schmerz schießt in mir hoch und Tränen in meine Augen. Ich lege den Arm um sie, sie erwidert diese Berührung.

In den ersten beiden Tagen kommen wir gut miteinander aus. Silke sucht im Keller nach Erbstücken aus ihrer Kindheit, ich gehe mit dem kleinen Finn auf den Dorfspielplatz. Am Tag drei, Silke sitzt auf dem Teppich in Günters Arbeitszimmer und sortiert Unterlagen, bricht sie in heftiges Weinen aus. Ich laufe zu ihr, setze mich auf einen Stuhl und sehe sie schweigend an: Es tut so weh, dass Papi das Haus nicht mir und meinen Kindern hinterlassen hat, schluchzt sie mit bebendem Körper. Ich schlucke, weiß nicht, was ich sagen soll. Es ist eine emotionale Entladung, die mehr mit Liebesverlust als mit Habenwollen zu tun hat. Silke und ihre Familie sind gutsituiert, auf das Haus sind sie nicht angewiesen, und es ist nicht ihr Elternhaus. Ich versichere ihr, dass sie und ihre Familie es jederzeit nutzen dürfen, gehe in die Knie und umarme sie. Sie lässt es geschehen.

Manchmal fühlt es sich heldenhaft an – so zu trauern, als sei ich Teil einer großen, weltumspannenden Tragödie. Manchmal bloß erniedrigend und trostlos.

Ich gestatte mir nicht, die Kleidung meines Mannes wegzugeben, an allem halte ich fest. Dabei bin ich der große Ausmister, wie er mich nannte. Im hinteren Teil unseres Autos liegen noch Laufschuhe von ihm auf dem Boden, seit mindestens dreihundertfünfundneunzig Tagen fahre ich sie spazieren (ich weiß nicht genau, wann er sie im Auto hat liegenlassen), ohne dass ich sie ordentlich hinstelle. Habe ich immer noch nicht begriffen, dass er nicht zurückkommt, hänge ich noch der Illusion an, er könnte die Sachen noch brauchen?

Ich sitze an meinem Schreibtisch und blättere in seinem Notizbuch. Seine Handschrift mit den akkuraten, kleinen Buchstaben löst eine Welle aus, die wie ein Tsunami über mich kommt. Langsam lasse ich mich vom Stuhl auf den Boden sinken, krieche unter den Schreibtisch und halte mit den Händen meinen Schädel fest. Ich habe Angst, verrückt zu werden.

An kaum etwas anderes kann ich denken als an ihn, und ich möchte dauernd über ihn sprechen, aber das ist unmöglich.

»Selbst, wenn ich nicht an sie denke«, schreibt C. S. Lewis, »liegt doch über allem ein vages Gefühl der Unstimmigkeit, als sei etwas nicht in Ordnung. Ich höre eine Uhr schlagen, und irgendetwas, was dem Klang immer zu eigen war, fehlt.«

Im ersten Jahr unserer Liebe glaubte ich noch, ein permanentes Beieinandersein würde uns schaden, mein Bedürfnis nach Freiheit einengen, und ich richtete es so ein, dass wir uns zwischendurch für eine Weile trennten. Waren wir im Allgäu, fuhr ich spätestens nach zwei Wochen allein zurück nach Düsseldorf, um mein eingefahrenes Leben fortzuführen: Freunde treffen, Kino, Theater, Vernissagen, dieser Puls, das Großstadttreiben fühlte sich vertraut an. Kam ich abends nach Hause, genoss ich das wohlige Gefühl, ihn entweder anzurufen oder ihm eine Gute-Nacht-Textnachricht zu schicken. Es gibt nicht Beruhigenderes, als sich nachts mit dem Liebsten in der Ferne auszutauschen. Einmal meldete er sich nicht, und ich geriet in Panik. Nicht, weil ich fürchtete, eine andere könne im Spiel sein, sondern weil ich mich sorgte, ihm könne etwas zugestoßen sein. Diese latente Furcht hat mich in all den Jahren nie verlassen, wahrscheinlich habe ich immer schon geahnt, dass uns nicht allzu viel Zeit bleiben würde. Dass wir kein Stadium in unseren Leben erreichen würden, in dem wir wie lebenslange Paare Erinnerungen aus früheren Zeiten teilen würden: Weißt du noch, damals?

Freitag, 13. Februar 2021

Gestern Abend sind wir in Görisried angekommen; in Düsseldorf waren tags zuvor an Altweiberfastnacht die Jecken durch die Straßen gezogen, und uns war nach Flucht.

Das Dorf liegt in tiefem Schnee, das Haus friert vor sich hin. Wir zünden den Kaminofen an, essen ein Brot, mein Mann sieht die Post durch, und dann gehen wir schlafen. Am nächsten Morgen reißt die Türklingel mich aus dem Bett. Mein Mann in seinem tiefen Schlaf wird gar nicht wach, ich werfe mich in einen Morgenrock und eile die Stufen hinab: Vor der Tür steht die Nachbarin Elisabeth Baierling mit krummem Rücken und stößt in heiserem Tonfall hervor, dass ein anderer Nachbar in der Nacht gestorben sei. Auf dem Dorf ist es in dieser Region noch üblich, dass ein Bote an jeder Haustür einer Straße oder eines Weges klingelt, um die Todesnachricht zu verkünden.

Sie wohnt im Haus schräg gegenüber mit drei Katzen und einer erwachsenen Tochter. Ihr Mann ist vor einigen Jahren im Schlaf dahingegangen, zu dem Zeitpunkt waren wir nicht im Dorf. Der arme Paul, hat mein Mann leise vor sich hingemurmelt, damals, als er davon erfuhr. Er bedauerte seinen Tod, aber wohl auch das Leben des in einer seltsamen Ehe gefangenen Nachbarn.

Dabei haben wir von einer alteingesessenen Freundin erfahren, dass einst alle jungen Mädchen des Dorfes hinter dem schönen Paul her waren. Warum er sich die

Elisabeth angetan hat, begreift bis heute hier niemand, sagte sie einmal und schüttelte den Kopf.

Das Haus zu unserer Linken gehört dem Sohn von Frau Baierling, unsere Garage grenzt an seine, eine Tatsache, die schon einmal zu territorialen Ansprüchen führte, die mein Mann aber geschickt abfedern konnte.

Der jetzt Verstorbene hieß Thomas Mertens, ein Steuerberater, der zwei Häuser weiter wohnte. Mein Mann war, bevor wir uns kennenlernten, mit ihm und seiner Frau befreundet. Als Mertens an Alzheimer erkrankte, war er kaum Sechzig.

Ich bedanke mich kurz bei Frau Baierling, frage nicht nach Einzelheiten und schicke mich an, die Tür zu schließen, als sie freiwillig von dannen zieht.

Mein Mann ist furchtbar schockiert, als ich ihm vorsichtig die Nachricht überbringe, aber wie es seine Art ist, schweigt er zu allen von mir vorgetragenen Spekulationen. Wir verbringen einen verstörend stillen Vormittag. Später finde ich ihn schlafend an seinem Schreibtisch, den Kopf auf seinen verschränkten Armen ruhend.

Ahnte er an diesem Freitag, dass etwas in ihm gewachsen war, das ihn ebenfalls bald das Leben kosten würde? Gibt es so etwas wie Todesahnung? Es sollen Menschen – auch ohne körperliche Beschwerden – ihren Tod haben kommen sehen. So hielt der schwarze US-Bürgerrechtler Martin Luther King am Tag, bevor er erschossen wurde, eine Rede in Memphis, bei der er wörtlich sagte: »Wir haben eine schwierige Zeit vor uns, aber das ist mir egal. Ich habe über den Gipfel geschaut, ins gelobte Land, ich will nur Gottes Willen erfüllen.«

Später gehen wir zu Barbara, der Witwe von Mertens, um zu kondolieren.

Mein Mann hat einen schweren Schritt, er sieht blass aus. Doch nicht einmal der Gedanke, er könnte lebensbedrohlich krank sein, schafft es in mein Gehirn. Es ist halt die beginnende Parkinson-Erkrankung, die sein Gehen so verlangsamt, mit der er aber, wie ein Schmerztherapeut uns bei dem ersten Termin wissen ließ, noch gut und gern zwanzig Jahre leben könne. Sage ich mir auch an diesem Nachmittag. Barbara wirkt gefasst und hat bereits ein schwarzes Kleid und passende Pumps angezogen. Sie rattert sofort los: dass sie Thomas vor zwei Wochen in ein Heim geben musste, weil sie es nicht mehr schaffte, auf ihn aufzupassen. Dass er sie nicht mehr erkannt habe, es besser für ihn sei, dass er ja ein schönes Leben hatte, die ganzen Phrasen kippt sie aus, während sie geschäftig hin- und herläuft. Es folgt eine Schimpftirade über die *Vollidioten* in der Klinik, die ihren Mann, nachdem er gestorben war, in einen Sack stopften, weil er angeblich mit Corona infiziert gewesen sei. So ein Quatsch, ruft sie. Thomas ist kurz vorher noch negativ getestet worden. Das wird ein Nachspiel haben, ich habe dem Chefarzt schon eine saftige Mail geschrieben.

Als Kind hatte ich eine Klassenkameradin mit Namen Barbara, ich mochte sie nicht, und noch sehr lange habe ich geglaubt, das Wort Barbaren sei der Plural von Barbara.

Bald darauf verabschieden wir uns von der Witwe, auch der Nachmittag daheim verstreicht in bedrückender Stille. Abends im Bett kann ich nicht einschlafen. Mein Mann ist noch unten im Haus mit Papierkram beschäftigt, kommt wenig später nach oben und schläft sogleich davon, eine Gabe, mit der er ein Leben lang gesegnet war. Ich lege meine Hand auf seinen Unterarm und starre an die Decke. Gedanken jagen durch mein Hirn. Lieber Gott, lass ihn nicht vor mir sterben. Schon rast ein zweiter Gedanke heran: Was wird er tun, wenn ich vor ihm gehe? Ohne mich? Wir haben nie darüber gesprochen, aber ich denke, keiner von uns wollte den anderen überleben.

23. März 2021

Wir sind wieder in Düsseldorf, hier führen wir ein glamouröseres Leben. Ich bin es, die ständig dafür sorgt, dass etwas passiert. Hier eine Ausstellung, dort ein Abendessen. Bloß keinen Stillstand! Wäre ich doch häufiger einfach allein mit ihm zu Hause geblieben. Heute hat Günter Geburtstag. Hannelore, seine ältere Schwester, ist zu Besuch und ein paar Freunde. Beim Abendessen beobachte ich, dass er nur wenig isst, dass das meiste auf dem Teller liegen bleibt. Als er zur Toilette geht, sehe ich ihm unauffällig nach und staune, wie dünn er ist. Aber das sehe ich schon seit ein paar Wochen, es wird der Parkinson sein, sage ich mir. Ich bin beunruhigt, aber noch nicht alarmiert.

5. März 2022

Vor sieben Tagen ist der verstörende Krieg in der Ukraine ausgebrochen. Für meinen Mann wäre es schlimm gewesen, das noch zu erleben. Zu seinem Grab, auf das ich weiße Hornveilchen habe pflanzen lassen, gehe ich nicht mehr so häufig wie noch in den ersten Monaten. Die Aussichtslosigkeit der Erwartung irgendwelcher Zeichen, Wunder oder Antworten hat sich mir zu häufig offenbart. Hier scheint alles in Frieden zu ruhen.

Heute hat Hannelore Geburtstag. Sie ist von unheilbarer Gesundheit und berstender Energie. Eine noch immer attraktive, schlanke Dreiundachtzigjährige. In jeder Hinsicht ist sie das Gegenstück zu ihrem Bruder. Sie lebt allein, ihr Ehemann hat sie vor über dreißig Jahren verlassen. Von den Eltern haben die Geschwister zusammen ein Haus geerbt, in dem sie lebt und für das sie lebt. Einmal habe ich Günter gefragt, wie sie als Kinder miteinander waren, aber er hat ausweichend geantwortet. Irgendwann einmal sagte er: Hannelore und ich haben eher eine geschäftliche Beziehung.

Waren wir bei ihr zu Geburtstagen oder sonstigen Festen eingeladen, spürte ich seine Distanziertheit, und immer war er es, der nach spätestens zwei Stunden zum Aufbruch drängte. Vor einigen Jahren nahmen wir an der Beerdigung eines Cousins der Geschwister teil, zu dem mein Mann – wie zu den meisten Verwandten – kaum Kontakt pflegte. Nicht aus Hybris, eher aus Nachlässigkeit. Es war eine kleine, etwas graue Trauergesellschaft, die sich in der Kapelle des Düsseldorfer Nordfriedhofs um die Urne versammelt hatte, und grau war auch der Ablauf. Die meisten Gäste waren aus der ehemaligen DDR angereist. Ein Schwager des Verstorbenen ging ans Rednerpult und sprach unbedeutende Sätze über den Toten. Dann wackelte er zurück auf seinen Stuhl, und in diesem Augenblick erhob sich energisch und geräuschvoll Hannelore, schnappte sich das Mikrofon und sprach hinein: Nun wollen wir mal alle das Vaterunser beten. In die erdrückende Stille hinein legte sie los: Vater unser im Himmel … Völlig konsterniert murmelten wenige Gäste die ihnen bekannten Versatzstücke des Gebets mit, in sächsischem Tonfall.

Im vorigen Jahr waren wir noch gemeinsam auf Hannelores Geburtstag; da habe ich das letzte Foto meines Mannes aufgenommen, auf dem er noch gesund aussah.

Ich beobachte mich dabei, wie Verbitterung sich in mein Denken schleicht. Hannelore wird garantiert so alt wie ihre Mutter, die mit fast siebenundneunzig Jahren eines natürlichen Todes gestorben ist. Vor über dreißig Jahren hat Hannelore den Krebs besiegt; unerbittlich hat sie den Tumorzellen den Garaus gemacht, so entschieden, dass sie nie wieder zurückgekommen sind.

Ich will diese Missgunst nicht fühlen und vertreibe die Gedanken. Zum Geburtstag habe ich ihr eine Karte geschrieben mit herzlichen Wünschen. Sie hatte mich eingeladen, aber ich war verhindert. Im Grunde bin ich froh, dass sie noch da ist. Sie nennt mich Schwägerin; ich mag es, weil sie mich so in seine Familie hineinzieht.

Das wollte er!

In der letzten Woche seines Lebens, als er noch sprechen konnte, saßen seine Töchter eines Vormittags an seinem Bett in unserem Schlafzimmer. Die Tür stand offen. Als ich vorbeiging, hörte ich ihn sagen: Vergesst nicht, Brigitte gehört zur Familie.

Ob die beiden es beherzigen werden, wenn es um den Nachlass geht, wird sich zeigen.

4. März 2022

Vor neun Monaten haben wir ihn begraben. Ein grauenhaftes Wort, aber jedes andere ist genauso schlimm: bestattet, beerdigt, beigesetzt. Es fühlt sich falsch an, so über ihn zu sprechen.

Bei den Vorbereitungen für dieses uns vom Leben aufgezwungene Ereignis war mir ein Fauxpax unterlaufen. Hannelore hatte am Telefon darauf gedrungen, *dass mein Bruder eine christliche Beerdigung bekommt.* Da ist der mit der Familie befreundete Pastor Brinkmann. Ich reagierte nervös und sagte den verhängnisvollen Satz: Günter ist doch schon längst aus der Kirche ausgetreten.

Stille am anderen Ende – und dann ein Aufschrei: Mein Gott, das darf doch nicht wahr sein. Lange Pause. Wenn das meine Eltern wüssten …

Ich war davon ausgegangen, dass sie es weiß, und fühlte mich jetzt wie eine Verräterin.

Mein Mann war beliebt, die Menschen mochten ihn, weil er die Menschen mochte.

Auch wenn wir nicht so viele Jahre zusammen hatten, sind wir doch stark zusammengewachsen. Damit will ich nicht sagen, dass ich meinen Mann durch und durch kannte. Langsam gewöhne ich mich an diesen wehmütigen Gedanken, dass mir viele ihm innewohnenden Façetten verborgen geblieben sind. Wir begreifen den Menschen, den wir lieben, niemals so ganz. Wie wir uns selbst auch nie wirklich begreifen. Jedenfalls erreichten wir in der uns verbleibenden Zeit nie den Zustand der totalen Gewöhnung, in der ein Paar sich nur noch wenig wahrnimmt.

Den Satz *Ich liebe dich* hat mein Mann nie über die Lippen gebracht, er hat sich mir anders zugeneigt. Auf seine ganz und gar einzigartige Weise, die lässig war und wohldosiert. Ich hätte diesen furchtbar abgegriffenen und furchtbar inflationär gebrauchten Bekenntnissatz von ihm nicht hören wollen, er passte nicht zu ihm.

Umgekehrt habe ich diesen Satz auch nicht ausgesprochen, aber tausendmal gedacht.

Etwa vier Wochen vor Günters Tod sitzen wir im Allgäuer Haus abends nebeneinander, ich an ihn gelehnt. Da sagt er leise, fast ein wenig unbeholfen: Ich habe es dir nie gesagt, aber du weißt ja …

Ich lege sanft meine Hand auf seine Lippen und nicke bloß.

Connie Palmen schreibt, die Trauer um einen geliebten Menschen sei eins zu eins vergleichbar mit Liebeskummer. Das glaube ich nicht. Liebeskummer kann schnell in andere Bahnen gleiten: in Rachsucht, in Selbstwertverlust, in ein Erwachen aus Illusionen. Trauer ist ein langanhaltender, unbeweglicher Verlustschmerz und totale Hoffnungslosigkeit ohne Ausweg.

»Eitelkeit ist mit jeder Art von Glück unvereinbar.« Im Film GEFÄHRLICHE LIEBSCHAFTEN von Stephen Frears bringt mit dieser Behauptung die Marquise de Merteuil ihren ehemaligen Liebhaber, den Vicomte de Valmont, zum Schweigen. Diesen Satz habe ich nie wieder vergessen, mehr noch, er wuchs sich zu einer Maxime aus. Irgendwann im Leben formte sich in mir der Wunsch nach einem bestimmten Typus Mann. Diffus, wie solche Vorstellungen sind, nehmen sie Gestalt an in der schwarzen Sonne des Unbewussten. Langsam kamen die Umrisse eines Charakters zum Vorschein, eines Mannes, der so ist, wie er sich gibt, und sich so gibt, wie er ist, dessen fehlende Eitelkeit sich nicht aus Minderwertigkeitsgefühlen speist, sondern aus Souveränität und Widerstandskraft.

Mein Mann hatte diese Eigenschaften; gleichzeitig konnte er ganz in der Gegenwart aufgehen, sich in technische Spielereien oder sonstige Friemeleien versenken. Ganz in sich ruhen in seinem Tun.

Als ich ihn traf, verwirrte mich die Begegnung, und ich spürte, dass ich ihm begegnen musste, sollte, was auch immer. In seiner Art kam er indirekt meiner Idealvorstellung von einem Mann sehr nah!

Alles an ihm berührte mich: seine wohlgeformten Hände, die Beine, sein welliges Haar, sein unvergleichlicher Geruch und sein umwerfendes Grinsen. Das Allerschönste an ihm war seine Lässigkeit, weswegen er das Schöne an sich kaum wahrnahm; wenn er es trotzdem tat, hatte es keine große Bedeutung für ihn.

Er wandte sich lieber den anderen zu als sich selbst.

Aber das alles weiß ich erst heute mit Gewissheit, mein Liebster: In meiner Blindheit der ersten Jahre habe ich noch versucht, dich umzumodeln, einen sogenannten feinen Herrn aus dir zu machen, dir deine Bodenständigkeit auszutreiben. Und deine Liebe zum Landleben, zur Natur. Ich wollte dich, der du gern Pullover und Sneakers trugst, tatsächlich in einen dieser flanierenden Städter im Anzug verwandeln. In einen Mann, der meinen eigenen, auf meine Kindheit zurückgehenden Minderwertigkeitskomplex besänftigen sollte, Komplexe eines einsamen, stotternden Mädchens, das sich am liebsten wegträumte aus der Welt.

Doch du warst kein feiner Herr. Du warst ein feiner Mensch, was etwas völlig anderes ist. Du hättest ihn darstellen müssen, diesen feinen Herrn, doch dazu hättest du dich niemals herabgelassen.

6. März 2022

Ich bin mit Stephanie in Görisried, das Glitzern des Schnees unter der Wintersonne tut weh, wie auch mein Körper wieder rebelliert. Verlustschmerz und Heimweh sind über mich hereingebrochen wie ein Unwetter in den Bergen. Ich meine nicht Sehnsucht, Sehnsucht nach allem Möglichen kann mich überfallen, nach Ferne, nach Perfektion, nach Frühling. Nur er war meine körperliche und seelische Heimat.

Bei jeder Gelegenheit fange ich an zu weinen. Stephanie ist rührend lieb und besorgt. Aber so ist sie immer. Ich spüre eine gewisse Kurzatmigkeit, während ich die Treppen im Haus nach oben gehe. Mein Asthma hat sich zurückgemeldet.

Die Dinge im Haus, die ich früher als altmodisch am liebsten entsorgt hätte, haben jetzt eine andere Bedeutung: Da ist die blaue Keramikbutterdose, die Günter aus den USA mitgebracht hatte, oder der braune String-Schreibtisch, den er aus seiner Studentenzeit herübergerettet hatte und der jetzt schon wieder im Trend liegt. Sie sind nun mehr als Erinnerungsstücke, sie sind Brücken zu meinem Liebsten.

Ausgeschlossen, sie zu entfernen!

Während wir an einem warmen Tag das Kloster Benediktbeuern besuchen, erinnere ich, wie ich vor Jahren schon einmal hier war, als Günter seine Töchter in den USA besuchte. Ich habe in den knapp drei Wochen seiner Abwesenheit Dinge getan, von denen ich wusste, dass sie ihm nicht gefallen hätten: Ich habe die Terrassentür aufgelassen, wenn ich unterwegs war, ich trug den gelben Rock, den er abscheulich fand und den er mal Pferdedecke genannt hatte, und ich habe abends spät noch Weißwein getrunken (den der Arzt mir wegen meiner Magenprobleme untersagt hatte).

Er sieht es ja nicht, dachte ich damals.

Heute, neuneinhalb Monate nach seinem Tod, unterlasse ich all diese Dinge. Und ich denke auch nicht, dass er es nicht sieht.

Im Gegenteil!

Die größte Angst habe ich vor dem Vergessen: Neulich, in der letzten Stunde meiner Trauergruppe, fragte die Leiterin, nachdem wir reihum unser Befinden vorgetragen hatten: Wenn jetzt jemand käme, der euch diese schmerzhafte Trauer sofort abnehmen würde, wärt ihr dankbar dafür? Sie sah sich jede Einzelne von uns an. Meine Sitznachbarin verschränkte die Arme über der Brust und rief aus: Um Gottes willen, nein, meine Trauer gehört mir. Diese Reaktion faszinierte mich, und ich empfand genauso. Tiefe Trauer ist an Intensität kaum zu überbieten; sie abrupt loszulassen ist unmöglich und nicht einmal denkbar. Sie ist das Bindeglied zu jenen, die geliebt wurden.

»Trauer ist Verliebtheit ohne Erlösung«, schreibt Connie Palmen über den Verlust ihres Mannes. Aber immerhin ist es Verliebtsein.

Ich ertappe mich dabei, wie ich Ausdrucksweisen von ihm verwende. Er hatte einige Zeit in der Schweiz gearbeitet, und seither platzierte er gern das halbfragende *oder* hinter einem Aussagesatz, ohne eine Antwort zu erwarten. Eine der ganz wenigen Attitüden, die zu ihm gehörten. Im Gespräch mit einer Kollegin höre ich mich ein *oder* hinter einen Satz tupfen.

23. März 2022

Heute ist sein Geburtstag! Es ist mir unmöglich zu sagen: Es *wäre* sein Geburtstag. Ich habe Stephanie und ein paar Freunde gebeten, am Nachmittag mit zum Friedhof zu kommen. Wir wollen zusammen sein Leben feiern.

Schon frühmorgens fahre ich allein zum Grab; die Gärtnerei hat die vom langen Winter bedrängte Grabstelle hübsch hergerichtet, die frischen Hornveilchen zittern im Frühlingswind. Ich habe drei rote Rosen dabei, pflanze sie in die Erde vor die Stele und mache ein Foto, das ich später den beiden Töchtern schicke: Eine Rose von jeder von uns, schreibe ich dazu.

Bevor ich gehe, sage ich wortlos: Alles Gute zum Geburtstag, mein Liebster.

Am Nachmittag – die Sonne und ein warmer Wind haben die Wolken vertrieben – fahren wir zu fünft noch einmal hin, stehen sprachlos vor der Endgültigkeit und gehen anschließend in ein Restaurant.

Was sollten wir auch sonst tun.

Abends allein zu Hause krame ich die Bilder hervor, die mir von ihm geblieben sind.

Ein Foto aus dem Familienalbum zeigt ihn auf Dorits Hochzeit in einem Garten in der Nähe von Portland/Oregon. Er muss Mitte Fünfzig sein, trägt einen dunklen Anzug und Fliege; kurz zuvor hatte er sich wohl die Haare schneiden lassen, sie sind ein bisschen zu kurz geraten, aber sein Gesicht: Er sieht so zufrieden aus, voll Wärme blickt er in die Kamera, und schräg hinter ihm, etwas unscharf, läuft seine schöne Frau in einem langen hellblauen Kleid über den Rasen. Von da an bleibt ihr noch ein knappes Jahr bis zur Krebsdiagnose, und von dem Tag an, so hat mein Mann es einmal erzählt, begann die Odyssee, das schlimme Wechselbad von Hoffnung und Enttäuschung, von Wartezimmern, Chemotherapien, Bestrahlungen, neuen Ärzten, Krankenhäusern, Heilern – all das bestimmte über zwei Jahre ihrer beider Leben.

Und am Ende war alles vergebens.

Unvorstellbar, wie er sich gefühlt haben muss nach dem Tod seiner Frau, er, der das Alleinsein nicht mochte, der das Weibliche um sich herum brauchte wie die Blume das Wasser. Jetzt, da ich mich selbst durch das Dunkel des Verlassenseins taste, tut mir der Gedanke an seinen Kummer körperlich weh.

29. Mai 2021

Ich habe den ganzen Tag bei ihm im Hospiz verbracht, auf einem Stuhl neben seinem Bett. Er atmet hörbar und regelmäßig, die Augen hat er seit drei Tagen nicht mehr geöffnet und ebenso lange hat er nichts mehr getrunken. Silke und Dorit sind auch da. Ich gehe für ein paar Minuten an die frische Luft. Länger halte ich es nicht aus ohne ihn, es kann jeden Augenblick geschehen, das erzählen die Blicke der Pfleger. Ich befeuchte seine Lippen mit einem dafür vorgesehenen Schwämmchen, er reagiert nicht mehr. Ich schiebe meine Handfläche unter seine rechte Hand, sodass sie auf meiner Hand ruht. So hat es eine Pflegerin mir erklärt, er soll sich nicht festgehalten fühlen.

Er sieht blassgelb aus in seinem weißen T-Shirt; zwei Pfleger waschen ihn behutsam, wenden ihn. Durch das geöffnete Fenster dringen die Geräusche eines Maitages ins Zimmer. Vogelgesang und in der Ferne das Weinen eines Babys.

Silke braucht Geduld, schließlich warten in London Mann und zwei Söhne seit neun Tagen auf ihre Heimkehr. Auch Dorit will bald heim mit ihrer Tochter, die Ungeduld steht ihr ins Gesicht geschrieben. So geht es am Ende eines Lebens: Die Angehörigen sind bloß noch fixiert auf den einzigen, großen Augenblick, auf das Ende, auf die Erlösung.

Doch Todeserwartung und Todesgewissheit haben nichts miteinander gemein, sie sind Fremde im selben Raum.

Dorit hat eine Tochter und einen Sohn. Günter hat die Enkelkinder höchstens ein-, zweimal im Jahr gesehen, und am ehesten hatte er noch eine Verbindung zu Alberta, Dorits Ältester, die seiner verstorbenen Frau ähnelt und ein Jahr nach dem Tod der Großmutter geboren wurde. Damals hat er sich monatelang in den USA aufgehalten.

Als Alberta 2020 ihren High-School-Abschluss machte, haben er und ich die Feierlichkeiten per Livestream verfolgt. Die sogenannte Graduation ist der Höhepunkt im Leben amerikanischer Schüler. Alberta mit ihrem lustigen Doktorhut sah hinreißend aus.

Wie oft bedauere ich heute, dass ich mich in all den Jahren seiner Familie gegenüber so zurückhaltend gezeigt habe. Einmal im Jahr hatten alle zusammen – Töchter, Schwiegersöhne Enkel und Großvater – sich zu einem gemeinsamen Sommerurlaub getroffen, wahlweise in Europa oder Amerika. Und jedes Mal hatte ich einen Grund gefunden, nicht mitreisen zu müssen. Es hatte meinen Mann wütend gemacht, er wollte die Gründe verstehen, aber ich erfand stets neue Ausreden. Ich kannte die Gründe ja selbst nicht.

Einmal sagte ich: Freu' dich doch, dass du einmal im Jahr ohne mich bist und all deine Lieben für dich hast.

Er hat mich nur wortlos angesehen.

Langsam ziehen die Stunden des Tages über uns hinweg. Mal dehnen sie sich, bleiben stehen, weigern sich, voranzugehen. Dann überholen sie sich, sind vorübergeeilt, ehe ich ihre Ankunft wahrgenommen habe. Hin und wieder wechseln Silke und ich leise ein paar Worte, doch sie dringen nicht in mein Bewusstsein, weder ihre noch meine Worte.

Dann ist es wieder still im Raum, nur der Atem des Sterbenden ist zu hören. Es ist das Geräusch, das vom Leben kündet und davon, dass nichts Schreckliches geschehen kann, solange es da ist. Nur meine Nervenenden wissen, dass mit jedem Ein- und Ausatmen ein bisschen weniger übrigbleibt von diesem Leben, dass es nur noch an einem Faden hängt.

Als es dunkel geworden ist, fragen wir die Pfleger, ob wir bei ihm übernachten dürfen. Sie schleppen eine Art Klappbett und eine Pritsche ins Zimmer. Es tut gut, die Beine ausstrecken zu können. Silke legt sich auf die Pritsche neben dem Fenster.

Irgendwann drifte ich ab in einen unruhigen Schlaf, aus dem ich im Stundentakt erwache, und irgendwann fangen die Vögel draußen zu singen an. Ein unschuldiger Sonntagmorgen will sich erheben und hat schon bald uns und die Welt um uns herum übernommen.

Mein leichtes Sommerkleid ist zerknautscht und durchschwitzt, alles fühlt sich klebrig an. Ich würde gern duschen und mich umziehen, höre meinen Liebsten so gleichmäßig atmen wie gestern und vorgestern. Ich warte noch eine Weile ab und entscheide mich dann, ein Taxi zu rufen. Silke hält Wache. Es ist kurz vor 7.00 morgens, der 30. Mai. Das Auto kurvt durch menschenleere Straßen, in mir ist eine kaum auszuhaltende, flatterige Unruhe. Ich bitte den Fahrer höflich, sich etwas zu beeilen und vor unserer Wohnung auf mich zu warten. Wie eine Irre rase ich hinauf in den ersten Stock, der Gesang der Vögel verfolgt mich bis hinein in die Wohnung. In fünf Minuten bin ich geduscht und umgezogen, mit nassen Haaren stürme ich die Treppe hinunter und bin siebenunddreißig Minuten später wieder bei meinem Mann.

Er atmet noch, von jetzt an noch sieben Stunden und fünfundfünfzig Minuten.

17. März 2022

Jeden Tag sterben Menschen im Ukraine-Krieg. Die Fotos der Kriegstoten fluten die Zeitungen, die Boulevardblätter platzieren weibliche Kurven und Brüste daneben.

DIE NACKTEN UND DIE TOTEN. Gut, dass er es nicht mehr erleben muss.

Nach weniger als einem Jahr ist aus mir eine jener traurigen, einsamen Frauen geworden, die die Friedhöfe dieser Welt bevölkern, die Witwen mit dem verlangsamten Schritt. Am Anfang der Trauerzeit habe ich noch durch ständige Umtriebigkeit die Leere in mir abzutöten versucht. Jetzt bin ich öfter daheim in meinen vier Wänden, die einmal unsere vier Wände waren. Eigentlich ist die Wohnung zu groß für eine einzelne Person, aber ich will und kann nicht umziehen. Hier wie auch in Görisried fühle ich mich ihm nah, an beiden Orten haben wir die meisten Stunden unserer gemeinsamen Jahre verbracht. Die meisten von etwa fünfundsechzigtausendsiebenhundertsechsundneunzig Stunden.

Ich hangele mich wie eine Schiffbrüchige durch den Alltag, für alles fehlt mir die Kraft. Meinen Rücken kann ich kaum geradehalten, die Schultern fallen nach vorn.

Kann der Schmerz einen Menschen erdrücken? Meine liebe Stephanie begleitet mich, so oft sie kann, zum Friedhof, jeden Tag ruft sie zweimal an, manchmal spricht sie ganz sanft und doch eindringlich zu mir: Mami, du musst wieder einen Weg für dich finden, oder so ähnlich. Aber für mich gibt es keine Wege. Wo sollten sie auch hinführen? Es gibt nur vorsichtige Schritte.

Meine einzige leibliche Tochter hatte schon als Kind einen starken Hang zur Empathie: Wir konnten an keinem Obdachlosen vorübergehen, ohne dass sie an mir rumzupfte und darum bettelte, dass ich ihm Geld gab. War ich nicht dabei, opferte sie ihr eigenes Taschengeld. Ich will meine Tochter nicht spüren lassen, wenn der Kummer mich übermannt, weil sie dann mitleidet. Sie ist durchlässig wie ein grobmaschiges Netz, das ganze Leid der Welt scheint durch sie hindurchzufließen wie ein gewaltiger Strom, der nur zur Ruhe kommt, wenn Hilfe naht oder sie selbst helfen kann.

Wie oft habe ich gedacht: Wenn sie doch häufiger auch an sich selbst denken würde.

24. April 2022

Ich sitze im Arbeitszimmer unserer Düsseldorfer Wohnung, von dem aus ich unsere kleine Straße überblicke. Unten schleppt sich sehr langsam ein Paar über den Gehweg, die Frau wird schwer gestützt von ihrem Mann. Ich kenne sie aus Erzählungen meiner Freundin Anne, die eine gute Bekannte von beiden ist.

Sie wohnen zwei Häuser weiter; die Frau – ich erinnere nur ihren Vornamen Angelika – hat Parkinson im fortgeschrittenen Stadium. Als sie Mitte Vierzig war, wurde die Krankheit diagnostiziert. Jetzt ist Angelika vielleicht Siebzig, eine papierdünne, steif und verrenkt laufende Frau, die nach Annes Aussage einmal sehr schön war. Ihr Mann macht einen gesunden Eindruck. Seit über zwanzig Jahren pflegt er seine Frau, musste für sie seine Arbeit als Jurist entweder ganz aufgeben oder mindestens stark einschränken, so genau weiß ich es nicht mehr.

Was ich aber gut erinnere: Angelika hatte in jungen Jahren ihren Mann für einen anderen verlassen, einen stadtbekannten Architekten aus dem Freundeskreis, und war über Nacht zu ihm gezogen. Doch die Affäre verlief sich schneller als gedacht, endete in einem Desaster. Es war noch kein Jahr vergangen, da wollte Angelika zurück zu ihrem Mann, von dem sie sich Halt versprach.

Der hatte inzwischen eine neue Bekanntschaft gemacht, was Angelika in ihren Bemühungen bestärkte, ihn wiederzubekommen: Nach einer Phase des Abwägens und Zweifelns, des Hinundhergerissenseins zwischen dem Gefühl tiefer Verletztheit und Verantwortlichkeit seiner Frau gegenüber – eine Ehe ist heilig, hat Angelika ihm eingeflüstert – entschied er sich, sie zurückzunehmen.

Sechs Monate später erkrankte sie an Parkinson und besiegelte damit ihrer beider Schicksal.

Ich sehe ihnen nach, wie sie sich abmühen, von der Stelle zu kommen, und habe ein schales Gefühl dabei. Die Frau läuft ihrem unaufhaltsamen Zerfall entgegen, das ist offensichtlich. Der Anblick erschüttert mich und führt mir überdeutlich vor Augen, was Günter erspart geblieben ist. Ach, mein Liebster, seufze ich vor mich hin und wende mich ab.

28. April 2022

Bei einer routinemäßigen Magenspiegelung stellt der Arzt einen kollabierten Lungenflügel bei mir fest. Ich nehme es beinahe teilnahmslos zur Kenntnis.

Lungenerkrankungen, so erklärt mir ein Facharzt wenige Tage später, stünden häufig im Zusammenhang mit intensiver Trauer: der verengte Brustkorb, Kurzatmigkeit usw. Aus dem Mund eines sachkundigen Schulmediziners klingt diese an esoterische Verlautbarungen erinnernde Ursachenforschung plausibel.

In sechs Wochen soll ich zur Kontrolle wiederkommen, mehr fällt ihm nicht ein.

Schon rauscht der Mai heran, mein Schicksalsmonat. Ein Leben lang hat er Glück und Schmerz über mich hereinbrechen lassen wie Naturgewalten. Am 18. Mai 1987 starb meine erste Liebe, mein Vater, mit gerade einundsiebzig Jahren. Sein Tod zertrümmerte mein Herz, aber da war nicht viel Zeit zu trauern. Ich war beschäftigt mit meinem Leben, hatte ein Kind, und eine Ehe lag hinter mir. Im darauffolgenden Mai begegnete ich jenem Mann, der mich mit Liebesschwüren narkotisierte und der mich fünf Jahre später, im Mai 1993, mit einer zersplitterten Seele zurückließ, die jahrelang nicht heilen wollte. Und als das Leben mich gelehrt hatte, dass es kein Glück ist, geliebt zu werden, als ich diese bei Hermann Hesse abgelesene Behauptung für mich angenommen und mich danach zu sehnen begonnen hatte, selbst zu lieben, da erfüllte sich im Mai 2013 dieser Wunsch mit jenem Mann, den ich vor bald einem Jahr, am 30. Mai 2021 um 16.12 Uhr, dem Tod überlassen musste.

Wie viele Brüche kann ein Herz überstehen?

Seither fürchte ich diesen himmelhochjauchzenden Monat. Ich fürchte die aufsprießenden Blüten und die Düfte, die bezwingende Pracht der Pfingstrosen, ich fürchte die sich spreizenden Tage im warmen Licht und die in Seligkeit badenden Menschen.

Wie und wo haben wir zusammen den Mai verbracht in den letzten acht Jahren? Schon weiß ich es nicht mehr genau, wir schwirrten irgendwo herum in der Weltgeschichte, angetrieben von meiner zerstörerischen Unruhe.

8. September 2021

Wie so oft zieht es mich vormittags zum Friedhof. Was suche ich? Ich weiß doch, dass er dort nicht ist, aber es hilft nichts. Einerseits fürchte ich dieses Grab, weil es die für mich grausamste Wahrheit kennzeichnet; gleichzeitig zieht es mich sogartig dorthin. Dieser Friedhof ist zum Außenposten unserer Zweisamkeit geworden, einer sehr dürftigen Zweisamkeit ohne Berührung, ohne Sichtbarkeit.

Vermutlich bin ich der einzige Mensch, der diese sogenannte Ruhestätte besucht, weswegen ich sie immer so vorfinde, wie ich sie tags zuvor oder zwei Tage zuvor verlassen habe. Aber heute ist etwas anders, das sehe ich von weitem. Vor der erst kürzlich aufgestellten Stele lugen winzige rote Röschen aus der Erde hervor. Eine lässt den Kopf hängen. Mein linkes Ohr beginnt zu rauschen, mein liebeswundes Herz zu hämmern, und dann treibt mir die kindische Vorstellung, mein Mann könnte aus seinem Grab heraus Rosen für mich erblühen lassen, Tränen vors Gesicht. Schluchzend stütze ich mich auf die Stele, schwanke und rufe immer wieder seinen Namen. Es dauert, bis ein klarer Gedanke sich in meinem Kopf festsetzen kann: die Friedhofsgärtnerei? Ich setze mich mit schwerem Schritt in Bewegung, im Büro der Gärtnerei Loesgen sitzt eine Frau vor ihrem Computer und tippt. Als ich vor ihr stehe, lässt sie nach einem *tipp* den Zeigefinger in die Höhe schnellen wie ein Klavierspieler nach dem letzten Ton. Freundlich und fragend sieht sie mich an.

Ich nenne den Namen meines Mannes, das Feld und die Grabnummer und erkundige mich, ob jemand in der Zwischenzeit etwas gepflanzt habe. Sie beginnt wieder zu tippen, schüttelt den Kopf, zeigt ihre Zähne und sagt in breitem rheinischem Tonfall: Da würd isch mir schon Sorgen machen, wenn auf dem Grab meines Mannes rote Rosen stehen und isch wüsst' nit, von wem se sin.

Gegen meinen Willen muss ich lachen. Ich gehe noch einmal zurück zum Grab und sehe mir die Blumen genauer an. Den winzigen gebundenen Strauß roter Röschen, wie sie manchmal im Supermarkt an der Kasse in Plastikeimern stehen, hat jemand in die Erde hineingebuddelt.

Hannelore fällt mir ein. Zu Hause schreibe ich ihr eine Mail und frage, ob sie für die Rosen verantwortlich ist. Mit der Bemerkung Ich muss dich doch nicht fragen, ob ich meinem Bruder Blumen bringen darf, bestätigt sie meine Vermutung.

29. April 2021

Günter und ich sind im Allgäu unterwegs, um in Kempten irgendetwas einzukaufen. Ich steuere den VW-Bus, es ist ungewöhnlich warm und drückend für diese Jahreszeit.

Bedrückend ist auch die Stimmung im Auto, ohne dass etwas vorgefallen wäre. Wir atmen abwechselnd tief durch, ich jammere über die Schwüle, lasse die Klimaanlage laufen, um sie schnell wieder auszuschalten und beide Fenster herunterzulassen.

Der Himmel hat sich zugezogen, es wird grau und dunstig um uns herum wie in einer Waschküche. Ich halte auf einem Parkplatz an, schiebe mir die Haare aus dem Gesicht und stöhne: Was wollen wir bei dieser Hitze eigentlich in der Stadt? Günter sieht mich an und nickt, ebenfalls ermattet. Unmotiviert heule ich los, nehme seine Hand und frage: Was ist bloß los mit uns?

Ein erstes Grollen in der Ferne, gefolgt von einem Blitz über uns, scheint wie eine Antwort auf meine Frage zu sein. Wir schaffen es gerade noch bis nach Hause, als ein tosendes Gewitter mit Regenströmen und Hagel den Garten in eine Art Winterlandschaft verwandelt. Es ist kurz nach sechzehn Uhr und stockdunkel. Der letzte Monat seines Lebens ist angebrochen, in vier Wochen wird er nicht mehr sein.

2. Februar 2022

Silke kündigt ihr Kommen aus London nach Düsseldorf an. Es gibt Probleme mit dem Testament, sie muss bei einigen Banken vorsprechen. Ich hole sie am Flughafen ab; nach einer erst leicht verkrampften Begrüßung lockert sich die Stimmung im Auto.

Die Arme wurde unfreiwillig in die Rolle der Vermittlung geschoben. Ihre Schwester steht der Entscheidung des Vaters, seine zweite Frau in das nicht unbedeutende Erbe einzubeziehen, unversöhnlich gegenüber. Und damit selbstverständlich auch mir.

Zu Hause habe ich etwas zu essen vorbereitet, wir sitzen schweigend am Tisch. Silke sieht traurig aus, sie trauert auf eine Weise, von der ich nicht viel wissen kann. Wie eng war das Verhältnis zu ihrem Vater wirklich? Welche Erinnerungen aus ihrer Kindheit trägt sie mit sich herum? Ich frage nach, wie er als Vater war, sie sieht mich ratlos an und zuckt mit den Schultern. Er war viel weg, sagt sie, wir sind hauptsächlich mit unserer Mutter zusammen gewesen.

Das Vorleben meines Mannes, bevor er mein Mann wurde – für mich ein riesiger weißer Fleck auf der Landkarte, den ich so gern beschrieben sehen würde. Sicher, ich wusste: Er war ein Familienmensch durch und durch, beruflich viel unterwegs – aber hatte er auch geheime Seiten, von denen ich nichts mitbekommen habe? Und vor allem: welche?

Schwer vorstellbar.

Ich glaube, dass für uns Menschen die Endgültigkeit des Todes unbegreiflich bleibt. Wir haben verstanden, dass es sinnvoll ist, sich nicht im Streit vom anderen zu trennen, dass es unumkehrbar bleibt, wenn wir ihn oder sie beschimpfen oder bloßstellen; doch die Unerbittlichkeit des Abgeschiedenseins, die brutale Reue, das vergebliche Flehen um Vergebung, ohne dass eine Antwort Erlösung bringen könnte, das alles wird erst mit dem Verlust erfahrbar.

22. April 2022

Gestern Abend habe ich die Party einer Freundin besucht. Es gibt keinen Anlass, hatte sie fröhlich ausgerufen, ich wollte euch einfach alle mal wiedersehen. Applaus von fünfzehn Frauen. Ich kannte kaum eine unter ihnen, es waren vor allem jene Frauen, die unsere Gesellschaft am Laufen halten, wie es so heißt. Es waren Richterinnen, Ärztinnen, Psychologinnen, die irgendwelchen Verbänden oder Stiftungen vorstehen, es waren vor allem Mütter. Und wie häufig hielt mich das Gefühl, nicht dazuzugehören, wieder umklammert. Irgendwann bin ich mit einer dieser Frauen ins Gespräch gekommen, einer Ärztin im Ruhestand mit offenen grünen Augen, die nebenbei einfließen ließ, ihr Mann sei schon vor Jahren gestorben, sie lebe allein. Ich hakte gleich ein, fragte nach den Umständen seines Todes und fühlte mich so sehr mit dieser Frau verbunden.

Er sei mit neunundfünfzig Jahren an einem Leberkarzinom gestorben, erzählte sie, und dass er ihre große Liebe gewesen sei.

Später saß ich mit einem Glas Wein in der Hand in einem bequemen Sessel und betrachtete die Frauen reihum. Sie alle werden sterben, so wie ich sterben werde, wie unsere Kinder und Enkelkinder sterben werden, wie alle gestorben sind, die jemals diese Erde bevölkerten – und eine Welle des Mitgefühls schwappte über mich hinweg, getränkt mit einem ozeanischen Weltschmerz.

25. März 2022

Mein geliebter Matthias ist heute früh friedlich von uns gegangen.

Die E-Mail unserer Allgäuer Freundin Karola dringt mit Wucht in mein Bewusstsein. Obwohl seit einem schweren Schlaganfall vor zwei Jahren klar war, dass Matthias sterben wird, berührt die Nachricht mich tief. Er war Bildhauer mit einem sehr eigenen Charakter, einer unserer Freunde in Görisried, und jetzt sehe ich seine Frau Karola vor mir, wie sie auf dem Bett sitzt, in dem ihr geliebter Mann zu einer leblosen Puppe erstarrt ist. Denn das hat sie zwei Jahre lang getan: an seinem Bett gesessen und ihn aufopfernd gepflegt in seiner ganzen Bewegungsunfähigkeit. Einmal habe auch ich letztes Jahr für eine Stunde bei ihm gesessen und seine Hand gehalten. Diese einst sehnige, kraftvolle Männerhand war zu einem schlaffen, zittrigen Klumpen Fleisch geschrumpft. Als ich ihm das Schlimme erzählen musste, das Schlimmste überhaupt, dass Günter gestorben war, legte sich ein Schatten über sein Gesicht und er sah mich unverwandt an. Mehr konnte er ja nicht tun.

Ich entschließe mich, Karola anzurufen, obwohl es schon neun Uhr abends ist. Sie meldet sich mit sehr leiser Stimme, so, als könne sie den Toten aufwecken. Ich mag sie gern, will mein Mitgefühl aussprechen und merke sogleich, wie schwierig es ist, die richtigen Worte zu finden, will man nicht die immer gleichen, abgedroschenen Floskeln aufsagen. Genauso schwierig aber ist das Formulieren frischer, origineller Sätze, schon in Gedanken klingen sie gewollt und völlig unangemessen für einen solchen Anlass. Ich entscheide mich für: Ich werde für Matthias eine Kerze anzünden und wünsche ihm eine gute Reise. Sei herzlich umarmt.

Sie hat ihn nach der Einsargung noch vier Tage bei sich gelassen, an seinem mit Blumen umkränzten *Himmelbett* hielt sie Wache. Was für einen hübschen Begriff hat sie sich ausgedacht für dieses Monument des Schreckens.

So viel Tod ringsherum! Nichts als Tod!

Sehr schnell ist meine Häuslichkeit wieder dahin. Wie einen Wanderwolf zieht es mich rastlos von einem Ort zum nächsten. Dabei ist es bekanntermaßen nicht Zerstreuung, die das Leid überwinden hilft, sondern eher gleiche, sich wiederholende Handlungen. Meditative Übungen würden zur Ruhe des Geistes führen, aber ich schaffe sie nicht.

Auch strebe ich wieder häufiger zu seinem Grab. Die Abläufe auf dem Düsseldorfer Südfriedhof sind mir vertraut geworden. So ein städtischer Totenpark ist eine eigene Welt mit eigenen Gesetzen, eine Welt, um die ich früher einen großen Bogen machte.

Hunde sind verboten, nicht einmal an der Leine dürfen Besucher sie mit sich führen. Auch Fahrräder müssen draußen bleiben.

Am Haupteingang bewacht ein Mann das Geschehen von einem Pförtnerhaus aus. Meistens hat er eine Zeitung vor sich liegen, blickt bloß auf, wenn ein Auto vor ihm hält: Nur Menschen, die das achtzigste Lebensjahr erreicht haben, dürfen auf den Friedhof fahren, so will es die Verordnung. Alle anderen müssen zu Fuß gehen. Die regelmäßig vorfahrenden schwarzen Leichenwagen lässt der Mann selbstverständlich mit einem kurzen Gruß passieren, sie haben immer freie Fahrt auf dem Ort des Friedens. Nicht selten hält er einen kurzen Schwatz mit einem ihm bekannten Totenchauffierer, bevor dieser weiterfährt mit seiner leblosen Fracht.

Morgens ab zehn Uhr versammeln sich die ersten Trauergäste in der Kapelle um etwas, das einmal ein Mensch war, das jetzt konzentriert in einer Urne oder eingeschlossen in einem Sarg für immer schweigt. Zwanzig Minuten später setzt der Trauerzug sich in Bewegung, der letzten Ruhestätte entgegen. Alles Routine hier, alles klar vorgegeben.

Mein Mann liegt auf einem Feld gleich hinter der Kapelle, ich sehe sie also häufig, die nach vorn gebeugten, schwarz gekleideten Gestalten, wie sie etwas benommen aus der Kapelle herauskommen und dann in einer Reihe schweigend dem voranholpernden Sargwagen folgen.

Manchmal durchbrechen schaurige Geräusche die Stille: wenn die sich um die Gräber kümmernden Friedhofsgärtner mit Laubbläsern, Sägen und sonstigen Gerätschaften für Leben im Park der Toten sorgen.

Den Nachmittag haben die Verstorbenen für sich, dann ist es still auf dem Friedhof.

Wenn nicht gerade Allerseelen oder Totensonntag die Menschen herbeiströmen lässt, verirrt sich nach dem Mittag kaum jemand hierher. Viele Angehörige sind längst weggezogen, haben das Grab in Pflege gegeben oder überlassen es der Natur.

Deswegen gehe ich lieber vormittags hin. Steht ein schwarzer Leichenwagen mit geöffneter Heckklappe hinter der Kapelle, beschleunige ich meinen Schritt und schaue schnell zur Seite.

19. April 2022

Mit einer Freundin komme ich von Günters Grab zurück. Vor dem Pförtnerhäuschen am Südfriedhof parkt ein schwarzer Totenwagen mit einem mir unbekannten Kennzeichen mitten auf dem Weg, sodass wir um ihn herumgehen müssen. Zwei Männer steigen aus, nicht, wie in solchen Fällen üblich, in schwarzen Anzügen: Sie tragen Jeans und engsitzende T-Shirts, der Arm des kleineren Mannes ist voll tätowiert.

Wir haben eine Lieferung, sagt der Kleinere, kratzt sich am Hinterkopf und sieht den Pförtner fragend an. Wir sehen zu, dass wir weiterkommen, das Wort *Lieferung* setzt sich in meinem Kopf fest. Ja, eine Lieferung! Was anderes ist es ja nicht. Und was hätte er auch sonst sagen sollen, was der Pförtner nicht ohnehin wusste?

14. Mai 2022

Ich bin an die Ostsee gefahren, in unser beider Lieblingshotel mit dem schönen Namen *Genueser Schiff.* Ich versuche, mich aufs Schreiben zu konzentrieren und bin doch mit meinen Gedanken nur bei ihm. Noch zwei Wochen bis zu seinem ersten Todestag. Ich habe eine Jahresgedächtnis-Messe in einer Düsseldorfer Kirchengemeinde für ihn bestellt und fünfzehn mir nahestehende Menschen dazu eingeladen. Alle haben zugesagt.

Das Hotel steht ungewöhnlich nah am Wasser, mein Zimmerfenster gibt den Blick frei auf eine schnurgerade Linie, die das Blau des Meeres vom helleren Blau des Himmels trennt. Günter liebte diesen Blick, dieses Haus, um dessen riesiges Reetdach die Schwalben schwirren und zirpen, dann und wann begleitet von den heiseren Schreien der Möwen. Ich schlafe bei offenem Fenster, werde frühmorgens wach durch den mir vertrauten Atem des Mannes neben mir. Schlaftrunken taste ich nach seiner Hand und begreife sehr langsam, dass es nicht sein Atem ist. Es sind die Wellen am Strand, die im ewig gleichen Rhythmus ein- und ausatmen. Bleiern drehe ich mich um und versuche weiterzuschlafen.

29. Mai 2022

Sonntag. Einen Tag vor seinem eigentlichen ersten Todestag versammeln wir uns um zwölf Uhr in der Mariä-Empfängnis-Kirche in der Düsseldorfer Innenstadt. Weil nun mal der Sonntag der Tag Gottes ist und nicht der Montag. Hannelore ist mit ihrer Tochter gekommen, Freunde und Bekannte finden sich ein. Als der Priester den in der Weite der Apsis hallenden Namen jenes Mannes aufruft, der meiner war, schüttelt mich ein Weinanfall, und der Freund zu meiner Rechten nimmt meine Hand.

Wäre es doch Günters Hand und der gerade von der Kanzel verklungene Name ein anderer.

Beim anschließenden Zusammentreffen in unserer Wohnung höre ich mich lachen.

Er wollte nicht mehr, räsoniert Hannelore und sieht von ihrem Sessel aus in eine unbestimmte Ferne. Als ich meinen Bruder das letzte Mal sah, nachdem er aus dem Krankenhaus nach Hause gekommen war, wusste ich gleich: Das wird nichts mehr.

Die Formulierungen ärgern mich, sie klingen erschreckend banal. Sie klingen, als hätte er keine Lust mehr gehabt, das Unkraut im Vorgarten herauszuzupfen und wolle die Plage jetzt lieber einem Gärtner aufbürden.

Ich räume rasch ein paar leere Gläser weg und entschwinde in die Küche.

Am nächsten Morgen, dem Todestag, gehe ich allein zu ihm und stelle Rosen in die Vase auf seinem Grab.

Es ist nicht die Einsamkeit, die mich quält. Ich habe auch vor unserer Begegnung ein paar Jahre allein gelebt, ich konnte es immer. Als Kind bin ich vor dem Familientrubel in ein anderes Zimmer geflüchtet, um allein zu sein. Jetzt fällt es mir schwer. Es ist der Verlust, der mich zu erdrücken scheint. Mein Mann musste sterben, dabei hat er so gern gelebt. Seine letzten Tage als Todkranker haben sich wie eine dunkle Folie über die Jahre unseres gemeinsamen Lebens gelegt, wie Trugbilder stehen sie immer wieder vor mir auf. Ich habe ihn leben und ich habe ihn sterben sehen, bis in alle Ewigkeit wird dieser Film in mir ablaufen.

Mein Mann konnte ein umwerfendes Lächeln in sein Gesicht zaubern. Dafür zog er mit geschlossenem Mund die Lippen auseinander, und obwohl es eine künstlich herbeigeführte Geste war, sah sie an ihm natürlich aus.

Alles an ihm war natürlich.

8. Juni 2022

Über ein Jahr ist es her, dass er gegangen ist, und diese dreihundertvierundsiebzig Tage sind wohl auch meiner vielen Reiserei wegen schnell dahingeeilt. Es war eher ein Ausreißen, doch auf der Flucht vor mir und den quälenden Gedanken besserte sich mein Seelenzustand nur wenig. Gestern Abend, als ich wie so oft nicht einschlafen konnte, kam mir in den Sinn, dass Günter und ich in den Jahren unseres Zusammenlebens auch ständig unterwegs waren. Wenn wir nicht zwischen Görisried und Düsseldorf hin- und herpendelten, waren es Einladungen von Freunden in Berlin oder Hamburg, die uns die Koffer packen ließen. Waren es nicht Einladungen von Freunden, fiel uns etwas anderes ein, das uns in Aufbruchstimmung versetzte.

Das Unterwegssein war das Dasein.

Mein Mann war bis kurz vor seinem Ende ein Dauerreisender: In Danzig hatte alles angefangen; ein paar Jahre später folgte von Schleswig-Holstein aus die Umsiedlung nach Düsseldorf, von dort ging er in die USA, von wo er berufsbedingt um die Welt gereist und irgendwann nach Deutschland zurückgekehrt war. Der Zufall hatte ihn ins Allgäu verschlagen, und als er dort eine Art Heimat zu finden geglaubt hatte, traf er mich, und das Vagabundenleben ging weiter. All das hatte dazu geführt, dass er sich auf der ganzen Welt zu Hause fühlte, einen Weltbürger würde man ihn wohl nennen.

Und doch war die Welt womöglich ein wenig zu groß für ihn geworden. Wieso sonst hätte er sich nach dem Tod seiner Frau in ein Allgäu-Dorf zurückziehen können?

Jedenfalls haben keine unerfüllten Sehnsüchte nach fernen Ländern ihm das Sterben erschwert. Ich wüsste nicht, was ich mir im Falle eines nahenden Todes noch wünschen sollte, hatte er vor Jahren einmal gesagt.

Ist die Ruhelosigkeit dem Menschen angeboren? Oder sind es die Erfahrungen der Kindheit, die den Lebensweg eines Menschen vorzeichnen?

Erst kürzlich fiel mir auf, dass ich auf Günters Todesanzeige unbewusst ein Hölderlin-Zitat habe drucken lassen, das zu unser beider Leben passte:

»Ich würde Jahrtausende lang die Sterne durchwandern, in alle Formen mich kleiden, in alle Sprachen des Lebens, um dir einmal wieder zu begegnen. Aber ich denke, was sich gleich ist, findet sich bald.«

Unser jüngst verstorbener Freund Matthias hat nach dem Abschluss seines Kunststudiums vor sechzig Jahren bei Görisried ein Grundstück gekauft, ein Haus plus Atelier darauf errichtet und dieses Haus bis auf wenige unbedeutende Reisen nie mehr verlassen. Das Leben glitzert daheim oder es glitzert nirgendwo, hatte er uns einmal wissen lassen.

16. Juli 2022

Die Unruhe, aber auch die Hitze treiben mich für ein paar Tage an die holländische Nordseeküste. Der Ort Zoutelande hat einen langen, breiten Strand vorzuweisen, vom Liegestuhl aus schaue ich unbeteiligt über das Meer hinaus in eine weite Ferne. Ein junger Mann läuft vorbei und zieht einen kleinen Hund in einem Rollstuhl hinter sich her; der Langhaardackel läuft nur mit den Vorderbeinen, die Hinterbeine hängen schlaff hinten hinunter. Um ihn herum stürmen Artgenossen hinter Bällen oder Stöcken her. Wie mag der Hund sich fühlen? Unvermittelt treibt es mir die Tränen in die Augen, das ganze Leid der Welt manifestiert sich mit einem Mal in dem erschütternden Anblick der gequälten Kreatur. Mein Gott, denke ich. Ob das Leben so gedacht war? Und wer hat sich das alles ausgedacht?

Da nimmt der junge Mann den Hund samt Gestell auf den Arm und herzt ihn zärtlich. Die Liebe – auch sie muss sich jemand ausgedacht haben.

18. August 2018

Günters Kinder hatten für die Sommerferien Dänemark als Reiseziel ausgesucht. Am Hamburger Flughafen fanden alle zusammen, die Amerikaner, die Londoner und mein Halballgäuer. Von dort fuhren sie mit zwei Autos weiter an die dänische Küste, später nach Kopenhagen. Ich hatte mich mal wieder entschuldigen lassen. In einer Neun-Personen-Truppe unterwegs zu sein erschien mir zu anstrengend. Außerdem wollte ich die Beerdigung unserer lieben Freundin Sigrid in Düsseldorf nicht verpassen. Am Ende der Reise, zwei Wochen später, wollten Günter und ich uns in Kopenhagen treffen, um von dort nach Hause zu fahren.

Von Hamburg aus, wo ich ein Interview führte, fahre ich in einem völlig überfüllten Zug los. Die Reise endet in Puttgarden auf Fehmarn; mit mir müssen es viele Fahrgäste in Windeseile auf eine Fähre schaffen, die schon die Maschinen anlaufen lässt, um nach Rødby auszulaufen.

Dort wartet ein Bus, der die wer-weiß-woher-kommenden Reisenden mit und ohne Rollkoffer aufnimmt und an einem verlassenen Provinzbahnhof wieder ausspuckt. Hier braucht es viel Glück und Zeit, um einen Zug in das immer noch hundertfünfzig Kilometer entfernte Kopenhagen zu erwischen. Ich zuckele hinter den anderen her und schaffe es in eine Regionalbahn, deren Fensterscheiben so schmutzig sind, dass ich die vorbeiziehende Landschaft bloß erahnen kann. Seit sechs Stunden bin ich unterwegs und sehne meinen Mann und seine Ruhe und eine saubere Toilette herbei. Ich rufe ihn an: Gerade hat er seine Kinder zum Flughafen gebracht und klagt, in Kopenhagen nirgendwo seinen VW-Bus parken zu können. Kannst du nicht eine Station vorher aussteigen und wir nehmen ein Taxi zurück nach Kopenhagen?

Klar.

Roskilde bietet sich an, bekannt für seinen Weltkulturerbe-Dom, in dem die dänischen Könige ihre letzte Ruhe finden. Ich stehe draußen vor dem Bahnhof, falls ich den Wagen parken kann, sagt er.

Als ich aus dem Zug steige, sehe ich ihn nicht. Er stehe auf dem Bahnhofsvorplatz nahe beim Auto, meint er am Telefon. Ich marschiere mit dem Handy in der Hand auf den Bahnhofsvorplatz und sehe ihn nicht – und auch keinen VW-Bus.

Wo bist du?, rufe ich.

Wo bist du denn?, sagt er.

Auf dem Bahnhofsvorplatz.

Es ist Samstagabend und sehr schwül, die Luft hängt wie ein riesiges, nasses Wischtuch über der menschenleeren Stadt, es fängt zu nieseln an.

Kopflos laufe ich auf und ab.

Ich habe das blaue Kleid an, siehst du mich nicht?!, schreie ich.

Schweigen am anderen Ende.

Günter, Günter!

Die Verbindung ist abgebrochen. Ich wähle erneut seine Nummer, jetzt schon leicht panisch, und die Mailbox springt an.

Da setze ich mich ermattet auf die Bank an der Bushaltestelle und heule los.

Mein Telefon brummt: Bist du vielleicht an der falschen Station ausgestiegen?, fragt er vorsichtig. Nein, brülle ich. Wo bist du? Und noch einmal: Wo bist du? Mein Akku ist gleich leer.

Ich stehe auf dem Bahnhofsvorplatz und sehe Gleise vor mir. Aber dich sehe ich nicht.

Ich blicke um mich: Meint er die Gleise hinter dem Bahnhofsgebäude, aus dem ich eben herausgekommen bin?

Meine Gedanken überschlagen sich. Wie verrückt ist das? Wo kann er sein?

Ich laufe hastig zurück in das Gebäude und starre in den Kiosk, so, als vermutete ich ihn dort.

Wieder im Freien sehe ich, weit hinten, eine sich langsam nähernde Gestalt. Eine Szene wie jene im Film PARIS, TEXAS, in der Travis, dargestellt von Harry Dean Stanton, einsam die Bahngleise entlangläuft.

Eine Welle der Zärtlichkeit überspült mich, ich lasse den Rollkoffer stehen und renne, renne meinem Liebsten entgegen.

Es ist wie eine Erlösung. Mit weit ausgebreiteten Armen prallen wir aufeinander und hören nicht auf, uns zu herzen. Es stellt sich heraus, dass der Bahnhof von Roskilde über einen zweiten Eingang und über zwei Bahnhofsvorplätze verfügt.

Erst viel später habe ich begriffen, dass es dieser Moment seines Auf-mich-Zukommens war, der mich inniger mit ihm verband als alle Ereignisse zuvor. Und dass ich mich für immer an diese kitschige Sie-konnten-zusammen-nicht-kommen-Episode erinnern würde.

Seither träume ich davon, dass er mir im Augenblick meines Todes so entgegenkommt.

So, und nicht anders.

26. Mai 2021

Mein Mann hat noch vier Tage, bevor der Tod ihn erlösen wird. So nennt man es doch. Er liegt zu Hause in unserem Doppelbett, gegen Mittag soll der Krankenwagen ihn ins Hospiz fahren. Beinahe ungeduldig fragt er schon frühmorgens mit brüchiger Stimme: Wann kommen sie endlich? Längst hat er sich seinem Schicksal preisgegeben.

Am Tag zuvor hatte ich mir das Haus angesehen, mit der Leiterin gesprochen und losgeschluchzt bei dem Gedanken, dass er hier sterben soll. Es ist ein schöner, aber unwirklicher Ort, es ist das Wartezimmer Gottes. Ich verabschiede mich weinend von der freundlichen Frau mit den Worten: Wir denken noch einmal darüber nach. Zu Hause sieht mein Mann mich müde an: Bitte, sagt er, bitte ruf sie an, sie sollen mich morgen abholen.

Ich tue es.

Später nehme ich ihn zitternd in den Arm und frage noch einmal behutsam nach, ob die Sache mit der Bestattung (das Wort benutze ich nicht, ich weiß nicht mehr, wie ich es ausgedrückt habe) in Ordnung geht.

Er nickt.

Eigentlich wollte er sich einäschern lassen, aber ein paar Tage zuvor hatte ich ihn gebeten, es noch einmal zu überdenken. Ich erwähnte ein Doppelgrab, in das ich ihm eines Tages folgen würde. Inständig bat er um eine kleine, unspektakuläre Trauerfeier.

Jetzt nickte ich.

Unser Leben ist durchwirkt von Kompromissen, nur der Tod ist kompromisslos.

Schon früher hatte ich darüber nachgedacht, in welcher Form ich mich ins Jenseits verabschieden will. Bloß noch fünfundzwanzig Prozent der Sterblichen wollen ihren Körper der Erde überlassen. Eine Feuerbestattung sei kostengünstiger, sauberer, ästhetischer, das Urnengrab seiner geringen Größe wegen leichter zu pflegen, so geht die Logik vor allem jener Menschen, die am Lebensende keine Angehörigen haben und sich fragen, wer ihr Grab pflegen soll.

Das alles sind kaum widerlegbare, vor allem praktische Gründe für die Urne.

Doch das Praktische und ich haben es nie zu einer harmonischen Verbindung gebracht: Mich zieht das Rätselhafte an, das Geheimnis, und macht nicht der Tod jeden Menschen zu einem Geheimnis? Sind nicht Leben und Tod ein einziges Rätsel?

Der Gedanke, mich als Skelett der Ewigkeit hinzugeben, setzte sich bei mir fest.

Ein Fötus reift auch langsam im Mutterleib heran; warum soll nicht der tote Körper seine Zeit haben, sich aufzulösen? Warum soll er nicht dazu beitragen, dem Kreislauf der Natur zu dienen? Ein Leben lang hat die Erde ihn mit ihren Früchten genährt. So und ähnlich gingen meine Gedanken, als der Tod noch weit weg schien.

Jetzt, wo er vor der Tür steht, muss entschieden werden.

Und mein Mann hatte genickt.

Was waren die letzten Worte, die wir gewechselt haben? Mein Gedächtnis hat sie ausgelöscht, die allerletzten Worte, die wir einander zugeraunt haben. Ich hatte auch zu flüstern begonnen, als mein Mann nicht mehr laut sprechen konnte, so, wie man selbst auch laut wird, wenn jemand einen anschreit.

14. September 2016

Günter und ich fahren nach Regensburg – die berühmteste Fürstin der Republik, Gloria von Thurn und Taxis, hat etwa siebzig Gäste nach St. Emmeram geladen. Anlass ist die Präsentation eines Buches von Kardinal Gerhard Ludwig Müller, ein enger Freund der Schlossherrin. Müller ist bekannt für seine konservative Glaubensauslegung und damit ein Ärgernis für alle Reformkatholiken. Ich gehöre keiner der beiden Strömungen an; ich stehe wohl wegen meiner Arbeit an THEO auf der Gästeliste, als Hofberichterstatterin sozusagen. Ich hatte angefragt, ob ich meinen Mann mitbringen dürfe, was ziemlich reibungslos durchging. Bloß seine Daten musste ich übermitteln.

Zwei Jahre zuvor hatte ich schon einmal das Vergnügen, im Regensburger Schloss speisen zu dürfen; damals war es Kardinal Robert Sarah, der die Gäste mit seinem Buch zu einem strengeren Glauben anzustiften versuchte. Die fürstliche Einladung kam damals sehr überraschend. Ich hatte Stephanie mitgenommen, weil Günter verhindert war. Nach dem üblichen Empfang und den anschließenden Reden wurden wir in dem riesigen Spiegelsaal weit auseinander an verschiedenen Tischen platziert, und Stephanie, deren Einladungen in Schlösser dieser Größenordnung eher überschaubar sind, hielt sich wacker; von ferne sah ich sie munter mit ihren Tischgenossen plaudern, während sie sich über ein erlesenes Menü beugten. Es war ein überaus glamouröser Abend mit einer wie gewohnt unterhaltsamen Fürstin, weswegen ich auch der zweiten Einladung nicht widerstehen konnte.

Los geht es in Düsseldorf mit dem VW-Bus und selbstgeschmierten Butterbroten. Sie gehören zu unserem Ritual, wenn wir uns auf den Weg machen. Sobald das Gepäck im Wagen verstaut ist und einer von uns beiden am Steuer sitzt, stimmen wir das Lied an: Wir wollten mal auf Großfahrt gehen, bis an das End' der Welt, das fanden wir romantisch schön, mit Kochgeschirr und Zelt. Nach diesem Refrain geben wir uns einen Kuss und fahren los.

Es ist ungewöhnlich warm für die Jahreszeit, weiße Wolkentupfer garnieren einen tiefblauen Himmel, und die Aussicht auf einen nicht alltäglichen Abend erhellt unsere Gemüter. Abends im Hotel in der Regensburger Altstadt tauschen wir unsere Jeans gegen halbwegs festliche Kleidung. Ich zwänge mich in ein kleines Schwarzes, das ziemlich spack sitzt, Günter wirft sich in einen dunkelgrauen Anzug mit Krawatte. Zu Fuß spazieren wir die etwa dreihundert Meter zum Schloss. Am Pförtnerhaus zeigen wir – videoüberwacht – unsere Ausweise vor. Wir dürfen eintreten in den riesigen Schlosshof, in die Welt jenseits der Butterbrote. Stimmengewirr und Blitzgewitter der Fotografen künden von bereits anwesenden Gästen. Wir postieren uns irgendwo am Rand des Geschehens, ein paar bekannte Gesichter sind zu sehen. Da kommt Martin Mosebach, der Schriftsteller.

Ein von der Fürstin gesteuerter Golfcart braust an uns vorbei, hin zu einem sehr alten, beinahe klapprigen Geistlichen an der Pforte. Sie hilft ihm behutsam in das Gefährt und chauffiert ihn Richtung Schlosseingang, wo hilfreiche Geister den Mann in Empfang nehmen.

Nun wendet sie sich, in schwarzem Kleid und schwerem Schmuck, bedrohlich energiegeladen ihren Gästen zu. Mein Mann und ich sind bemüht, uns wegzuducken und eine Konversation in Gang zu halten. Da segelt die Fürstin auf uns zu, ich traue meinen Augen nicht, tatsächlich: Sie begrüßt mich mit einem festen Händedruck, wendet sich dann mit wohltemperiertem Charme meinem Mann zu und sagt mit großer Herzlichkeit: Und Sie sind Herr Schneider. Willkommen auf St. Emmeram.

Klick, ein Blitzlicht fängt die Szene ein.

Mein armer Mann im Zentrum der Aufmerksamkeit. Ich sehe ein etwas verrutschtes Lächeln auf seinem Gesicht und auch eine leichte Röte. Es folgen der Empfang im Schloss, die vielen Reden, die feine Speisefolge unter Kronleuchtern und Kerzenschein, bei der wir zusammensitzen dürfen, und es macht mich froh, dass mein Mann so munter mitmacht bei dieser Vorstellung.

27. Mai 2021

Seine erste Nacht im Hospiz bricht an. Silke, Dorit und ich waren tagsüber bei ihm; die beiden haben mit Duftkerzen und leiser, meditativer Musik eine beruhigende Atmosphäre zu schaffen versucht.

Spät abends geht Dorit ins Hotel und Silke und ich gehen zum Schlafen nach Hause, nachdem uns die liebevolle Pflegerin versichert hat, dass er ruhig schläft und dass in dieser Nacht nichts geschehen wird, nicht das, was wir fürchten und doch irgendwie herbeisehnen. Zu Hause trinken wir Tee, schweigend, dann geht jede in ihr Zimmer. Ich krieche auf mein Bett, ohne mich umzuziehen, rolle mich ein und schließe die Augen. Bald wird das Telefon läuten, da bin ich sicher. Das Telefon, das neben mir auf der Bettdecke liegt, hat die Regie übernommen, ich muss also wach bleiben. Der Anruf wird kommen, heute Nacht. Irgendwann wird der Ton in mein Ohr dringen, und ich werde zitternd das Gespräch annehmen: Kommen Sie schnell, es geht zu Ende, solche oder ähnliche Worte werden diesem Telefon entströmen, und ich werde aufspringen, so schnell, wie ich noch nie in meinem Leben aufgesprungen bin, und werde losstürzen.

Zu ihm.

Irgendwann döse ich weg, und als ich gegen vier Uhr aufwache, hat es nicht geklingelt. Stumm liegt das Telefon neben mir. So stumm wie nie zuvor. Den Tod ordnen wir gern der Nacht zu, der Dunkelheit. Nikolaus Lenau dichtete: »Der Nachtwind hat in den Bäumen sein Rauschen eingestellt«.

Doch der Tod kommt, wann er will. Draußen wird es gerade hell. Ich wähle die Nummer der Hospiz-Station. Die Pflegerin spricht sanft und sehr leise zu mir: Ihr Mann schläft ganz friedlich, ich war gerade noch bei ihm.

Ich springe auf, höre die Vögel ihr Morgenlied anstimmen, nehme eine hastige Dusche, wecke Silke auf, und eine gute Stunde später sitzen wir wieder an seinem Bett. Er atmet, wie er gestern atmete, mit geschlossenen Augen. Wenig später kommen zwei Pfleger ins Zimmer, die ihn wenden und waschen: Haben Sie Schmerzen, Herr Schneider?, höre ich einen der beiden flüstern, während er sich zu dem Patienten hinunterbeugt. Nach zwei, drei Sekunden schüttelt mein Mann beinahe unmerklich den Kopf.

Er hört noch! Als die Pfleger den Raum verlassen haben, setze ich mich zu ihm und wispere ihm Zärtlichkeiten ins Ohr.

29. Juli 2022

Vor vierzehn Monaten erlebte er in tiefem Schlaf seinen letzten Tag, dem noch eine Nacht folgen sollte. Düstere Gedanken quälen mich, und um der Hitze Düsseldorfs zu entkommen, reise ich wieder los. Noch einmal für ein paar Tage an die Ostsee in unser geliebtes Hotel. Etwa vor einem Jahr war ich auch hierher geflohen, wohnte im selben Zimmer.

Da war der Verlust noch ganz frisch und ich wie betäubt. Der Schmerz kam gar nicht richtig an mich heran, so, als würde ein zartes, mich umwehendes Moskitonetz ihn abhalten. An dem mir so vertrauten Ort fühlt sich diesmal alles anders an. Viel schlimmer. Ich sehe meinen Mann und mich, dicke Mützen und

Schals tragend, am Strand entlanglaufen, nach Westen bis zum *Klabautermann* im Jachthafen; ich höre ihn, wie er sich über die feine Damast-Bettwäsche im Hotel freut, über das liebevoll zubereitete Frühstück mit Krabben, und ich fühle seine Hand in meiner. Hier, wo uns einmal die Brise unseres gemeinsamen Lebens umwehte, sind in der Gegenwart bloß noch erstarrte Rückblicke vorzufinden.

Mir ist zum Weinen. Ich sehe die Paare am Meer, Paare, die sich küssen, Paare, die sich umschlungen halten, und verkrieche mich in mein Zimmer, um zu lesen.

Am dritten Tag schaffe ich es endlich, mich für eine Weile in den Sand zu setzen, schlage sofort mein Buch auf, von dem noch knapp achtzig Seiten zu lesen übrig sind. Es ist DER LIEBESWUNSCH von Dieter Wellershoff, ein um die Jahrtausendwende erschienener Roman, nein, ein Meisterstück. Kalt und sezierend, aber mit stilistischer Eleganz und sprachlicher Präzision erzählt der Autor die Geschichte zweier Paare, die sich libidinös verstricken und damit eine Katastrophe heraufbeschwören.

Ich kann mich nicht erinnern, je ein so düsteres Werk gelesen zu haben, aber ich kann nicht aufhören, bis ich es ausgelesen habe. Dann gleite ich ermattet in den Sand und sehe mir lange die weißen Wolken an.

Die Stimme einer Frau schreckt mich auf. Eine Bikinischönheit mit blondem Pferdeschwanz telefoniert in einem nahen Strandkorb. Sie klingt freudig erregt und scheint dabei zu sein, sich zu verabschieden. Dann trägt eine krachende Welle ihre Stimme fort, und als ich sie kurze Zeit später wieder höre, sagt sie noch immer Sätze, die auf ein baldiges Ende des Telefonats schließen lassen: Okay, dann sehen wir uns morgen. Ich finde es total schön, dass wir uns sehen, weißt du, und: Wir lassen es uns richtig gut gehen. Dann, nach einer Weile: Ach, was geht es uns gut. Da kracht erneut eine Welle an Land.

Du, da freue ich mich ganz doll darauf. Da machen wir zwei was richtig Schönes. Gelächter.

Ich breche auf, will die Aneinanderreihung dieser Sprüche nicht weiter hören. Und habe gleichzeitig ein schales Gefühl, so, als würde ich Unglückliche der Frau ihr Glück missgönnen. Beim Verlassen des Strandes bemerke ich, dass zwei von drei Sommerfrischlern mit ihren Smartphones beschäftigt sind. Kaum etwas hat die Weltentzauberung so beschleunigt wie diese sogenannten Endgeräte.

Am nächsten Morgen hält der Himmel sich unter dunklem Gewölk verborgen, es ist stürmisch und kühl. Das korrespondiert mit meinem aufgewühlten Innern und verschafft mir ein wenig Ruhe. Sowieso fahre ich heute weiter zu einer Freundin nach Wangerooge. Sie hatte mich in ihr Haus eingeladen, wo sie noch andere Freunde erwartet, aber ich wohne lieber in einem Hotel gleich nebenan. So können wir uns tagsüber ungezwungen begegnen.

Schon als Kind habe ich mich unter mehreren Menschen schnell einsam gefühlt, in den Pausen auf dem

Schulhof fing es an. Ich war unfähig, auf andere Kinder zuzugehen, und wollte doch so gern dazugehören.

Das Gefühl der Verlassenheit, eine Fremde unter Fremden zu sein, ist mir seither vertraut, es befällt mich in Menschenansammlungen aller Art. Schnell träume ich mich dann weg, und es ist hilfreich, wenn ich durch irgendein Fenster nach draußen blicken kann. Ins Freie.

Mit niemandem auf der Welt habe ich mich so wenig einsam gefühlt wie mit meinem Günter.

7. August 2022

Die Fahnen vor dem Strandhotel Gerken auf Wangerooge flattern selbstbewusst im Wind. Auf dieser autofreien, mit Menschen übervollen Insel, einer Bullerbü-Bollerwagen-Backfischbrötchen-Idylle, implodieren auch meine letzten Illusionen von sogenannten Urlaubsfreuden, die ohnehin am schönsten *vor* der Reise blühen. Die Desillusionierung kommt schnell: beim Schlangestehen an Flughäfen, an Bahnhöfen, an der Fähre, im Stau und am Buffet.

Warum tut man sich das alles an?

Ich sitze im Strandkorb und habe diesen borniert-distanzierten Blick aufgesetzt, den ich bei anderen Menschen so hasse. Mit Spaziergängen, Buch- und Zeitschriftenlektüre besiege ich drei Tage, esse mit meiner Freundin, die tagsüber beschäftigt ist, zu Abend und reise fluchtartig ab. Es ist mühsam, ihr begreiflich zu machen, dass es nichts mit ihr zu tun hat.

Inzwischen erlebe ich auch bessere Tage. Ich weiß jetzt: Die Trauer gehört zu meinem Leben wie ein Gast, der bleibt. Manchmal machen kurzfristig Seelenfrieden und Dankbarkeit dem Verlustschmerz seinen Platz streitig. Dankbarkeit, ihn gefunden zu haben, Dankbarkeit, dass er in mir weiterleben darf – wo früher oft Leere war, ist Fülle nun.

Bis die nächste Welle mich überspült und mir die Luft zum Atmen nimmt.

Ich lese das Buch MEINE ZEIT DER TRAUER von Joyce Carol Oates aus dem Jahr 2011. Sie klagt und jammert über den plötzlichen Tod ihres Mannes Ray Smith – auf fast fünfhundert Seiten.

»Mein Mann ist gestorben, mein Leben ist zerbrochen.«

So beginnt das erste Kapitel.

Sie beschreibt die Monstrosität dieser Erfahrung, ihre Abhängigkeit von Beruhigungs- und Schlafmitteln und die permanente Zudringlichkeit des eigenen Todeswunsches.

»Der Gedanke an Selbstmord ist mein Trost.«

Erschüttert von der Wucht ihrer selbstzerstörerischen Gedanken will ich wissen, was aus ihr geworden ist: Ein Jahr nach dem Tod ihres Mannes heiratete Oates erneut, lese ich bei Wikipedia und bin empört. Wütend werfe ich das Buch in die Ecke.

Eine Verräterin, wie sie im Buche steht.

So manch eine Frau beerdigt ihren Mann lange vor seinem Tod. So eine Frau ist meine Cousine, die mir einmal sehr nah stand. Jahrelang hat sie mit einem Mann zusammengelebt, für den sie nichts empfand. Mit ihm hatte sie sich nach ihrer Scheidung auf eine Art Wohngemeinschaft eingelassen, weil sie nicht allein sein kann. Oder glaubt, es nicht zu können. Ich mochte diesen Mann, diesen Volker, noch viel weniger, als sie ihn mochte, und habe ihn das leider auch spüren lassen. Meine Cousine bearbeitete ich nach allen Regeln der Kunst, sich von ihm zu trennen, weil ich spürte, dass er keinen guten Einfluss auf sie hat. Erfolg hatte ich damit nicht, wie auch? Wegen einer fehlenden Alternative lebte sie neben ihm her, ohne überhaupt zu wissen, was für ein Mensch er ist. Ganz plötzlich ist er gestorben, und kurz danach haben meine Cousine und ich uns überworfen. Das ist jetzt schon ein paar Jahre her, und ich leide sehr darunter. Meine Versuche, mich mit ihr zu versöhnen, sind alle gescheitert. Sie ist jetzt neu verheiratet, wie ich von ihrem Sohn erfuhr.

Gestern Abend, kurz vor dem Einschlafen, schoss mir der Gedanke in den Kopf, dass es Volkers Rache ist, dass sie sich so unversöhnlich zeigt.

Die Toten sind nicht ohne Macht!

Es muss im Herbst 2018 gewesen sein, als Günter und ich uns im Kino den Film Lucky ansahen. Ich hatte eine gute Kritik gelesen, und überhaupt ist der Schauspieler Harry Dean Stanton immer einen Kinobesuch wert. Als Neunzigjähriger bestritt er einen Neunzig-Minuten-Film beinahe allein, und wir langweilten uns keine Sekunde. Die Kamera zeigte einen alten Mann, der nicht mehr lange leben wird, im Film und im richtigen Leben – Stanton ist kurz nach Ende der Dreharbeiten gestorben.

Lucky lebt allein, aber nicht einsam in einer Kleinstadt im Nirgendwo des amerikanischen Westens und lässt die Zuschauer teilhaben an seinem Alltag. Jeden Morgen steckt er sich als Erstes eine Zigarette an, macht ein paar Leibesübungen und wackelt anschließend zum Frühstück ins Diner, wo er sich entweder über ein Kreuzworträtsel beugt oder jemanden trifft, mit dem er ein paar kauzige Worte wechselt. Danach kauft er frische Milch in einem Laden, geht wieder nach Hause und guckt Spielshows im Fernsehen oder telefoniert. Abends in einer Bar trinkt er Bloody Mary – und das war's. Die Tage gleichen einander, und die ruhige Kameraführung lässt ahnen, dass es bei Lucky schon eine Weile so läuft.

Kurz vor dem unspektakulären Ende des Films steht Lucky neben einer Mariachi-Band und stimmt ein mexikanisches Liebeslied an, ganz allein, mit brüchiger Stimme und ohne instrumentale Begleitung. Ganz nah ist nun die Kamera an diesem wunderschön zerklüfteten Gesicht, in dem aller Schmerz und alle Freuden des Lebens sich spiegeln.

Spätestens jetzt verstummt jedes Geräusch im Kino, wie gebannt sind die Gesichter der Zuschauer auf die

Leinwand gerichtet, und als der Film kurz darauf endet, verlassen alle den Saal schweigend. Günter und ich sehen uns erst auf der Straße an, ich habe einen Kloß im Hals und versinke beinahe in seinem schwimmenden Blick.

Schweigend gehen wir heim. Wie benommen.

15. August 2022

Ich komme vom Einkaufen nach Hause; auf der Treppe in den ersten Stock, die wir so häufig gemeinsam hinaufgeklettert sind, durchfährt es mich wie ein Blitz: Es ist ausgeschlossen, dass er nicht mehr existiert, ganz und gar ausgeschlossen. »Jemand hat ja nicht aufgehört zu sein, nur weil er gestorben ist«, sagt der Schriftsteller Javier Marias. In diesem Augenblick glaube ich zu wissen, dass Leben und Sterben Illusionen sind, die vermeintliche Realität bloß ein Traum.

Ein Jahr und zweieinhalb Monate sind vergangen, seit der Tod sich das nahm, von dem er glaubte, dass es ihm zusteht: meinen Mann.

Es sei nicht weniger schlimm, wenn ein alter Mensch stirbt, als wenn es einen jungen Menschen trifft, habe ich in einem Buch von Connie Palmen gelesen. Mit dem Tod im Alter geht ein langes Leben dahin, so viele Tage, Wochen, Monate, Jahre, so viele Gedanken, Worte und Taten, so viel Gesagtes und Ungesagtes, so viele Träume. Wo geht das alles hin?

17. August 2022

In Görisried wird wieder gestorben. Gestern erwischte es unseren netten Bekannten Wolfgang Bertram, berichten unsere Allgäuer Nachbarn am Telefon. Es soll die Bauchspeicheldrüse gewesen sein.

Ich bin geschockt, hänge fest in uneindeutigen Gefühlen: Wenige Wochen zuvor habe ich noch plaudernd mit ihm vor seinem Haus gestanden, dem größten und schönsten auf unserer Straße. Er war Vierundachtzig, Ingenieur wie Günter, beide waren gut befreundet, und auch ich mochte ihn sehr. Da greift ein fast frohmachender Gedanke nach mir: dass mein Liebster jetzt noch weniger allein ist an diesem Nichtort, dass sich immer mehr Weggefährten einfinden oder schon eingefunden haben: Thomas, Matthias und jetzt Wolfgang. Macht es gut, Ihr Lieben alle!

Die Beerdigung verpasse ich knapp, ich muss erst zehn Tage später ins Allgäuer Haus, um Handwerksarbeiten zu beaufsichtigen. Noch nie war ich allein in diesem Haus; abends komme ich bei prasselndem Regen an, die Leere umfängt mich wie ein langer, schwerer Mantel. Ich gehe von Zimmer zu Zimmer, gehe nach oben, wie um mich zu vergewissern, dass niemand da ist. Das Entseelte der Räume lässt mich auch so spüren, dass ich allein bin. Ich höre mich seufzen: Ach, mein Günter, immer wieder ach, mein Günter.

Ich darf nicht vergessen, morgen früh die Beileidskarte bei Wolfgangs Witwe Inge in den Briefkasten zu werfen!

Am nächsten Morgen klingele ich, einem Reflex gehorchend, unangemeldet an ihrer Tür, die Karte in der Hand. Es dauert eine Weile, bevor sie öffnet: Ach, Frau Schneider. Kommen Sie herein, sagt sie ohne Umschweife. Und dann, während ich noch im prächtigen Wohnzimmer Platz nehme, fängt sie mit ihrer Geschichte an, wie sie Millionen Witwen erzählen, immer und immer wieder: die Geschichte vom Leiden und Sterben ihrer Männer.

Es ist Mittag, als ich Inge wieder verlasse, ich habe kaum ein Wort gesagt in den vielen Stunden, bin aber froh, dass ich bei ihr war.

Um vierzehn Uhr kommen die Handwerker.

Gleich am nächsten Abend besuche ich Karola; sie lebt jetzt allein in diesem Häuschen an der Straße nach Nesselwang, das ihr kürzlich verstorbener Matthias vor über fünfundfünfzig Jahren errichtete und in dem ihre drei erwachsenen Söhne aufwuchsen.

In das Haus mit den winzigen Wohnräumen, mit dem ausgebauten Kuhstall, dem Atelier, den Gewächshäusern und dem angrenzenden Wald ist das Paar hineingewachsen wie die Berge ins Allgäu. Überall zeugen große Steine, Rohlinge zumeist, vom Schaffen eines Bildhauers, eines Künstlers, der jetzt nicht mehr ist.

Die einstige österreichische Gräfin und ihr Mann hatten sich an der Münchner Kunstakademie kennengelernt und ihre eigene kleine Revolution begonnen:

die von einem naturnahen, einfachen Leben. Weit weg von Konventionen suchten sie die große Freiheit.

Karola arbeitete als Museumsführerin, verdiente etwas hinzu, wenn die Auftragslage ihres Matthias mal wieder nicht genug hergab. Sie ist eine robuste und gleichzeitig eine sehr gefühlvolle Frau mit einem anziehenden Wesen und einem lustigen Dialekt. Mit inzwischen achtzig Jahren bestellt sie fast allein das große Grundstück, auf dem sie jetzt winkend steht, um mich zu empfangen.

Wir umarmen uns lange, es gibt so viel zu sagen und gleichzeitig so wenig, eine leichte Unsicherheit folgt uns ins Haus. Als wir in der Stube am Kaminofen hocken, vor uns eine Käseplatte und eine entkorkte Flasche Rotwein, fühlt es sich sofort heimelig an: essen, sprechen, leben. Wir erzählen von unseren geliebten Männern, die uns zurückgelassen haben, wir tauchen tief ein in unsere Lebensgeschichten, in unsere Erinnerungen, während die Stunden vergehen. Nur der oder die Überlebende zweier Liebender hat Erinnerungen, sieht Momente und Situationen vor dem geistigen Auge ablaufen. Nur einer spürt den Schmerz und die Ohnmacht, die Rührung, die diese Erinnerungen mit sich bringen. Der andere in seinem Grab muss sich nicht mehr erinnern. Ich denke darüber nach, wie es wäre, wenn mit dem Tod des geliebten Menschen auch die Erinnerungen ausgelöscht wären.

Wäre es gut oder schlecht?

Es könnte ja sein, dass es eines Tages möglich wird, selbst darüber zu entscheiden, ob man Erinnerungen haben will oder nicht. Ein Chip im Gehirn könnte es richten.

Die restlichen Tage im Allgäu schleppen sich dahin. Inge ist zur Familie ihres Sohnes nach München gefahren, ihr Haus liegt im Dunkeln. Bei schönstem Wetter wandere ich umher, fahre zum nahegelegenen Rottachsee. Von einem Liegestuhl aus beobachte ich das Treiben um mich herum, bis meine Augen am Blau des Sees hängenbleiben und verschwimmen.

Hier waren wir in den ersten Jahren mit dem großen Schlauchboot herumgetuckert; in einer versteckten Ecke in Ufernähe war ich einmal nackt ins Wasser gesprungen und hatte übermütig gekreischt, bis ein anderes Boot drohend nah an uns heranrauschte und ein Mann, offenbar eine Art Ordnungshüter, mir mit starrer Miene und maßregelndem Ton befahl, mich umgehend zu bekleiden. Günter warf mir einen Pareo zu, den ich mir im Wasser umlegte und mit dem ich triefend ins Boot kletterte.

Alles Geschichte.

Ich packe meine Badesachen ein und verlasse den in der Sonne glitzernden See.

Als ich zurück bin im Haus, öffne ich die Tür seines Kleiderschranks – und sein Duft weht mich an. Es ist beruhigend.

Am nächsten Morgen fahre ich heim.

3. September 2022

In Düsseldorf ist es draußen zu heiß, um die Wohnung zu verlassen. Ich sitze am Schreibtisch und arbeite. Als ich die THEO-Herbstausgabe lustlos fertiggestellt und der Druckerei überlassen habe, fange ich an, Schränke aufzuräumen und zu entrümpeln.

In einer Schreibtischschublade stapeln sich meine Terminkalender der letzten fünfzehn Jahre, diese querformatigen, auf jeder Seite sieben Tage abbildenden Gedächtnisstützen. Ich nehme das Jahr 2017 zur Hand und blättere es durch. Am 22. April, einem Samstag, finde ich den Eintrag *Greetsiel.* Und schon beginnt er vor meinen Augen abzulaufen, der freundliche Samstag, der vom Frühling gestreichelt wurde.

Wir hatten uns mit dem VW-Bus aufgemacht an die ostfriesische Nordseeküste, um uns ein Einfamilienhaus anzusehen. Ich hatte Günter eingeflüstert, dass es aufregender sei, am Meer zu leben, als in den Allgäuer Bergen. Und es außerdem heilsam sei für meine chronisch entzündeten Nebenhöhlen. Und nicht zu vergessen die wunderbare A 31, eine das Ruhrgebiet mit der Nordseeküste verbindende, wenig befahrene Autobahn, die uns in gut drei Stunden ans Meer bringen würde, während die Fahrt ins Allgäuer Haus, je nach Jahreszeit, mit sieben Stunden Autobahnstress unsere Nerven arg strapaziere. Mehr Argumente brauchte es nicht, um ihn, das Kind der Ostsee, für die Idee zu begeistern.

Wind und Wasser waren für ihn immer eine Option.

Wir freuten uns auf unser kleines Abenteuer, die Butterbrote waren schon im Ruhrgebiet Geschichte.

Das Haus bot eine angenehme Überraschung. Es war geräumig, mit Holzböden und einem schönen Kamin; vom oberen Stockwerk überblickte man den Greetsieler Hafen und einen endlos langen Deich. Der Garten war gut gepflegt und gestaltet. Lange schlenderten wir durch die Räume, über das Grundstück, immer wieder hin und her, beteten uns die Vorzüge und Nachteile dieser Bleibe gegenseitig vor. Ich meine Eindrücke pistolenschnell abfeuernd, mein Mann eher bedächtig. Er war immer mit sich verbunden, niemals außerhalb seiner selbst.

Plötzlich spürte ich: Irgendetwas stimmt nicht. Aber was? Nachdem wir uns von dem Verkäufer verabschiedet und um Bedenkzeit gebeten hatten, standen wir noch eine Weile im Vorgarten und atmeten den Geruch des Hauses. Da schlich eine riesengroße, orangefarbene Katze auf uns zu, duckte sich unter einen Busch und schielte uns frech an. Danke, sagte ich mit einem Blick gen Himmel, und kaum saßen wir im Auto, wusste Günter, dass wir dieses Haus nicht wiedersehen würden. Er lachte und nahm es mit einem Achselzucken.

Jahrelang war unser Leben auch Reisen, jetzt ist er ohne mich auf eine Reise gegangen, auf eine Reise in die Nacht. Und er wird nie von dieser Reise zurückkehren, um mir zu berichten, wie diese Nacht sich anfühlt. Oder ob es vielleicht gar keine Nacht ist. Während unserer

Allgäu-Aufenthalte faszinierten mich die nächtliche Stille und das Dunkel gleichermaßen, eine Dunkelheit, wie sie in der Großstadt schon lange nicht mehr existiert. Einmal gingen wir nachts einen uns bekannten Weg am Waldrand, mit einer Taschenlampe für den Notfall bewaffnet. An die mich rasch einholende, völlig veränderte Wahrnehmung habe ich noch lange denken müssen. In der Finsternis zeigt sich selbst Vertrautes völlig anders, und die geschärften Nerven und Sinne verraten, dass man von anderen Lebewesen beobachtet wird.

9. April 2021

Sonntag in Düsseldorf! Seit dem frühen Morgen breitet Nieselregen sich aus, dieser Trübsinn in Tröpfchenform. Mein Mann sieht während des Frühstücks mit düsterem Blick zum Fenster hinaus. Außer einer Tasse Kaffee nimmt er kaum etwas zu sich.

Heute würde meine Mutter hundert Jahre alt. Wir fahren mit Stephanie zum Friedhof ins dreißig Kilometer entfernte Oberhausen, um ihrer zu gedenken. Im Auto spricht niemand ein Wort, die Stimmung ist gedrückt wie das Wetter. Wir parken gleich am Friedhofseingang. Günter fällt das Gehen schwer, Stephanie nimmt seinen Arm, um ihn zu stützen, ich laufe vor mit aufgespanntem Schirm. Als ich mich umsehe, sind beide noch ein gutes Stück weit weg. Ich sehe nur ein sich langsam bewegendes, schwarzes Dach; der große

Schirm hält sie völlig umfangen. An Mutters Grab stehen wir schweigend im Regen, ich höre mich etwas murmeln, Günter schweigt, schon nach wenigen Minuten drängt es uns zurück ins Auto. Auch die Fahrt nach Hause verläuft fast ohne Unterhaltung, eine nervöse Tristesse hängt über uns, sie lässt sich weder beim Mittagessen noch während des restlichen Sonntags vertreiben.

Wie hätten wir auch ahnen können, dass Günter sieben Wochen später ebenfalls in einem Grab liegen würde?

Der erste tote Mensch, den ich sah, war meine Großmutter, da war ich fünfzehn Jahre alt. Sie lag aufgebahrt in einer Leichenhalle, und durch ein Fenster konnten wir kurz vor der Beisetzung noch einen Blick auf sie werfen. Ihr papierweißes, völlig verändertes und leeres Gesicht verstörte mich tief und verfolgte mich lange in meinen Träumen.

Ich nahm mir vor, keinen verstorbenen Menschen mehr anzusehen.

Als ich viele Jahre später meinen Kollegen Jens in seinem Haus auf Mallorca besuchte, hätte ein Ereignis diesen Vorsatz beinahe durchkreuzt. Jens erwartete einen mir unbekannten Kollegen aus Köln, der bis zum späten Abend noch nicht eingetroffen war. Ach, meinte Jens, Alex hat einen Schlüssel, er wird sich schon allein zurechtfinden.

Dann gingen wir essen. Als wir viel später zurückkehrten, lag das Haus im Dunkeln und ich noch sehr lange wach. Im Halbschlaf hörte ich später, wie unten im Haus eine Tür ins Schloss fiel. Merkwürdig, bis heute erinnere ich mich an dieses Geräusch; keine Sekunde habe ich damals geglaubt, dass jemand hereingekommen war, was naheliegend gewesen wäre. Das Geräusch signalisierte sehr klar: Jemand hat das Haus verlassen. Jens ist sicher noch mal rausgegangen, dachte ich dahindämmernd, oder der Besuch ist eingetroffen und beide gehen noch ums Haus.

Frühmorgens klopfte Jens an meine Tür und fragte gähnend, warum ich so spät noch das Haus verlassen habe. Bevor ich antworten konnte, murmelte er, heftig sein Knie massierend: Alex ist wohl nicht mehr gekommen, er hatte anscheinend was Besseres vor. Das Handy ist jedenfalls ausgeschaltet.

Bald darauf gingen wir ins nahegelegene Dorf frühstücken. Von dem Café aus hatten wir einen schönen Blick auf die vom Meer umspielten Klippen. Es wurde warm, nach dem zweiten Milchkaffee zog Jens seine leichte Sommerjacke aus und kramte dabei in den Seitentaschen.

Mist, ich habe mein Handy liegenlassen.

Auf dem Heimweg zeigte sich uns schon von weitem eine völlig unwirkliche Szenerie: Vor dem Haus parkten ein Leichenwagen und ein Polizeiauto. Zitternd blieb ich draußen stehen, während Jens hineinstürmte.

Die Putzhilfe hatte den toten Alex im einem der Gästezimmer gefunden, in das Jens nicht einmal hineingesehen hatte. Nachdem sie den Hausherrn nicht erreichen konnte, hatte sie die Guardia Civil verständigt.

Auf der Polizeistation erfuhren wir, dass er gegen vier Uhr früh einen Herzinfarkt erlitten hatte, zwei Meter von meinem Zimmer entfernt. Ich wusste sofort, dass er im Augenblick der zufallenden Tür gestorben war.

3. September 2022

Ich stehe wieder vor Günters Grab, und wie immer an dieser Stelle drängen schwere Gedanken in mein Hirn: War es richtig, nur seinen Namen in die Stele eingravieren zu lassen, ohne Jahreszahlen von Geburt und Tod? War es richtig, ihm seinen Wunsch nach Einäscherung auszureden und ihn hier in Düsseldorf statt im Allgäu zu bestatten? Als wir uns kennenlernten, ließ er mich wissen, dass er die Urne mit der Asche seiner Frau in seinem Garten beigesetzt habe: Weil ich sie bei mir haben wollte. Neben vier Hainbuchen war eine kleine Kuhle in der Erde zu erkennen, aus der ein Busch Tageslilien herauswuchs. Hier ist es, hatte er gesagt und dabei meine Hand genommen.

Es machte mir schon etwas aus, aber nicht so viel, dass es sich zu einem Problem hätte auswachsen können.

Nachdem wir etwa vier Jahre zusammen waren, erzählte er mir, dass er, als ich einmal in Düsseldorf war, nach Einbruch der Dämmerung die Urne ausgegraben und die Asche am Waldrand verstreut habe: Ich habe Renate freigelassen.

Von da an besuchten wir gelegentlich die Stelle. Gehen wir ein Stück, bis zu Renate, nannten wir es.

29. September 2022

Im Allgäu treibt sich ein Wolf herum, ausgerechnet bei uns in Görisried hat er ein Hirschkalb gerissen. Im Dorf herrscht Aufregung, Tierschützer bringen sich in Stellung gegen Bauern mit Weidevieh, die den Abschuss fordern. Am helllichten Tag sei der Räuber ganz in der Nähe der Häuser und Ställe gesehen und fotografiert worden, erzählt der Landwirt Guggemoos der ALLGÄUER ZEITUNG.

Ich bin für ein paar Tage hier, die Wärmepumpe des Hauses muss repariert werden. Doch eine Stunde vor dem vereinbarten Termin sagt die Heizungsfirma ab. Ich hatte mir diesen Tag freigehalten, nun weiß ich nichts mit ihm anzufangen. Es regnet, und die Aussicht auf einen Wolf dämmt jede sich regende Aufbruchstimmung ein.

In Günters Arbeitszimmer fange ich an, Unterlagen zu sortieren und auszusortieren. Er war ein Sammler, alles ist fein säuberlich abgelegt in Ordnern: Flugtickets, Kreditkartenabrechnungen, beschriftete Seiten mit Dutzenden Passwörtern, Kfz-Bescheinigungen, Patientenverfügungen, Kranken- und Versicherungskarten.

Sein Leben entfaltet sich in Bildern, in Notizen, Fotos und Erinnerungen.

Ein bisschen fühlt es sich an, als würde ich etwas Verbotenes tun. Das Schreiben seiner Krankenversicherung in den Händen, schließe ich die Augen, um es dann achtlos beiseitezulegen. Draußen hat der Nebel das Dorf verschluckt, ich lasse die Jalousien herunter und gehe schlafen.

Am nächsten Morgen wird eine Frau einen Schrank abholen, den ich unbedingt aus dem Arbeitszimmer entfernen möchte. Er macht mich traurig, warum, weiß ich nicht.

Ich hatte Karola davon erzählt und ihr ein Foto gezeigt. Sofort wusste sie jemanden, der Interesse haben könnte. Im Allgäu blühen nachbarschaftliche Netzwerke ohne das Internet.

Die freundliche junge Frau hat ihren Mann dabei, und als sie den Schrank in eine große Decke hüllen, überfallen mich Wehmut und Gewissensbisse gleichermaßen. Wenn das Günter sehen würde, der all diese Dinge um sich herum brauchte. Und schon erzähle ich der Frau ungefragt, dass mein Mann letztes Jahr gestorben ist und ich das Haus etwas umgestalten will. Ich möchte jedem und immer wieder aufs Neue sagen: Mein Mann ist tot. Warum will ich das tun?

Sie sieht mich mitfühlend an, und während sie mit ihrem Mann den Schrank vor sich herschiebt, sagt sie: Ihr Mann kommt mir irgendwie bekannt vor. In der Diele war sie an einem Foto von Günter und mir vorbeigekommen und hatte es eine Weile angesehen.

Bei welchem Zahnarzt war Ihr Mann?, fragt sie unvermittelt.

Bei Dr. Hartling in Sulzberg.

Ja klar, Herr Schneider, jetzt weiß ich's wieder. Er war immer so nett. Es tut mir sehr leid.

Mich durchfährt ein warmes, beruhigendes Gefühl. Es würde ihn freuen, dass der Schrank bei einem Menschen landet, der ihn kannte und mochte.

8. Oktober 2022

Das Klingeln des Telefons reißt mich aus meinen Träumen, aus sanften Träumen ausnahmsweise. Es ist die Telekom, die meine Aufmerksamkeit fordert und mich für neue Handytarife begeistern will. Ich winke ab und setze einen Kaffee auf. In Düsseldorf zieht ein warmer Herbsttag auf, die ersten goldenen Blätter taumeln vor meinem Küchenfenster langsam zu Boden, ihnen widme ich mehr Aufmerksamkeit. Ich spüre, wie so etwas wie Friede meine Seele durchströmt. Es ist das erste Mal nach einem Jahr und über vier Monaten: Entsprechend aufmerksam spüre ich dem Gefühl nach, will es halten. An diesem Tag schaffe ich es, die vielen Medikamente von Günter in eine große Tasche zu packen und sie zum Recyclinghof zu fahren. Mehr geht nicht, seine Garderobe und persönliche Utensilien bleiben unangetastet.

20. Oktober 2022

Silke kommt mit ihrer Familie aus London. Sie will die im Jahr zuvor sortierten persönlichen Erinnerungsstücke aus dem Haus des Vaters zusammenpacken und in ihr eigenes Haus in der Nähe von Salzburg schaffen lassen.

In den vergangenen Monaten haben wir WhatsApp-Kontakt gehalten, auch deswegen ist es ein herzliches Wiedersehen am Memminger Flughafen. Der kleine Finn ist tüchtig gewachsen, der größere Nils ähnelt seinem Großvater, meinem Günter. Oder bilde ich mir das nur ein? Drei Tage lang durchforsten Silke und ihr Mann Stefan den Keller, den Dachboden und die zwei Garagen, entdecken noch viel Verlorengeglaubtes und verpacken die Sachen in Kisten. Und wieder ist es eine emotionale Spannung, mit der Silke zu kämpfen hat, das ist schnell spürbar. Das Testament und Vermächtnis spreche ich kaum an. Von Günters Steuerberater weiß ich, dass ihre Schwester aus Amerika ständig neue Dokumente an das Nachlassgericht in Kaufbeuren schicken muss und noch immer keinen Erbschein hat. Die deutsche Bürokratie und die länderübergreifende Erbsituation tun sich schwer miteinander.

Als es am zweiten Tag aufhört zu regnen, gehe ich mit den Jungs, elf und vierzehn Jahre alt, den sogenannten Waldlehrpfad unten am Bach. Beide sind schüchtern; nach und nach taut der Kleine auf, er kennt mich ja schon. Sein temporeiches Englisch macht die Verständigung wieder mühsam, ich gebe ihm das Gefühl, dass er mir ein bisschen helfen muss: What is this called in English?, frage ich und zeige auf ein altes Mühlrad. Er lacht verlegen und sagt es mir. Schon springen die beiden auf ein grobmaschiges, zwischen zwei Fichten gespanntes Netz, das den Blick freigibt auf das nun heller werdende himmlische Dach. Ich beginne das Hängematten-Netz leise zu schaukeln, beide lehnen sich zurück und schließen die Augen. Ein Glücksgefühl durchströmt mich: mit meinen Enkeln im Wald! Es würde Günter glücklich machen, nein, es macht ihn glücklich, und tief in mir wohnt die Gewissheit, dass er dafür sorgt, dass weder der Wolf noch sonst jemand uns dreien im Wald etwas anhaben kann.

Zu Hause backe ich einen Berg Pfannkuchen für uns alle, und an diesem Tag ist die Welt ein schöner, ein ruhiger Ort. Ich genieße die Zeit, diesen Trubel mit den Menschen, die Günters Blut in sich tragen. Gern würde ich häufiger mit ihnen zusammen sein.

Als am nächsten Tag Hunderte Sachen verpackt und im Auto verstaut sind, kriecht Leere durch das Haus; all die ihm lieb gewesenen Dinge scheinen noch mehr von ihm mit sich fortzunehmen.

1. November 2022

Erst als ich dich verloren hatte, wusste ich, wie tief ich mit dir verbunden war, flüstere ich vor seinem Grab, das ich zu Allerheiligen mit Rosen und einer Kerze geschmückt habe.

Keine Ahnung, wieso diese Beschwörungsformel in mir hochschießt. Es ist noch sehr warm, viele Menschen bevölkern heute den Park der Toten, beladen mit Blumensträußen, Gestecken, Kerzen und Gießkannen, diesen Mittlerinnen zwischen Himmel und Erde.

Es tut gut, ringsherum leise Stimmen zu vernehmen, wie auch der Blick auf Kinder, die noch wenig wissen vom Tod und vom Sterben, jetzt aber vor den Gräbern stehen und verstohlen nach einer Hand von Vater oder Mutter greifen.

Zu Hause arbeite ich an der kommenden THEO-Ausgabe mit dem Schwerpunktthema *Die Nacht*. Mein Kollege hat einen Artikel über Depressionen geschrieben, der mich berührt. »Auf meinem Lager zur Nachtzeit suchte ich ihn, den meine Seele liebt, ich suchte ihn und fand ihn nicht«, zitiert er aus der Bibel. Während ich den restlichen Text behutsam redigiere, denke ich, dass es mir auch so erging in den Jahren, bevor ich meinen Günter traf. Mit dem Unterschied, dass ich ihn fand, den meine Seele liebt.

Eine Freundin erzählt mir, dass ihr Mann sie verlassen habe mit den Worten Das Buch ist ausgelesen. Ein grauenhafter Satz. Das Buch, das war sie.

Wäre Günter ein Buch, ich hätte noch Tausende Seiten zu lesen, ach, was sage ich: Ich habe sie noch zu lesen. Sein ganzes Wesen offenbart sich mir mehr mit jedem Tag, den er nicht mehr ist, offenbart sich aus meinen Erinnerungen und aus seinen Hinterlassenschaften heraus. Es ist wie ein Puzzle, das Stück für Stück zusammenfindet.

Einen geliebten, verlorengegangenen Menschen zu idealisieren, das ist eine Form der Trauerbewältigung, fürchte ich. Ich projiziere wirklich alles in ihn hinein, er ist ja fort und kann mich nicht mehr eines Besseren belehren. Und mich auch nicht mehr daran erinnern, wie ungehalten ich auf seine temporäre Unordnung reagiert habe.

Meine Witwenfreundin Magdalena erzählte mir, sie sei neulich aufgewacht mit einer brodelnden Wut auf ihren verstorbenen Walter. All das, was unschön war in ihrer langjährigen Beziehung, sei in ihr hochgestiegen und habe sich in einem Stunden währenden Aufruhr entladen.

Wird es mir auch so ergehen eines Tages?

Völlig unvorstellbar!

Der Verlust meines geliebten Mannes verfestigt sich mehr und mehr zu einer Wahrheit, einer absoluten, für immer und ewig zementierten Wahrheit. Niemals mehr, heißt diese Wahrheit. Und sie hat mich dünnhäutig werden lassen.

Alles ist einfach weitergelaufen seit siebzehn Monaten: das Leben, das Lieben, das Sterben, das Trauern, das Feiern, jeden Tag aufs Neue für so viele Menschen. Unser Leben gleicht einem Sessellift – es steigen Menschen ein, es steigen Menschen aus, aber die Bahn fährt weiter, immer weiter dreht sie sich mit vollen und mit leeren Sesseln. Ein technischer Handgriff kann den Lift zum Stillstand bringen, das ist der große Unterschied zum Leben.

6. November 2022

Sonntag! Seit seinem Tod ein ungeliebter Tag in meinem Leben, einer, der das Lärmen und Rasen der Stadt, das Tempo des Wochenverlaufs zum Stillstand bringt wie das Stoppschild den Autoverkehr. Und der kaum eine Lücke lässt für blinden Aktionismus, mit dem ich wochentags oft mein Leersein betäube. Morgens überlege ich, ob ich zum Friedhof fahren soll, lenke aber mein Auto Richtung Grafenberger Wald, wie so oft in den letzten zwanzig Jahren. Damals hatte ich ihn wiederentdeckt: Nach einer langen Zeit des Mit-anderen-Dingen-beschäftigt-Seins ging ich wieder in den Wald, wie es mein Vater seine Töchter gelehrt hat.

Es gibt für mich nichts Schöneres als den Anblick zweier miteinander verbundener Menschen, die über einen laubbedeckten Waldboden gehen – umgeben von Stille. Er versinnbildlicht alles, was Leben ausmacht.

Wie häufig nehme ich den gleichen Weg, den ich auch mit ihm gegangen bin. Vom Parkplatz aus Richtung Osten, dorthin, wo die Sonne aufgeht. Und wo irgendwann aus dem Dunkel des Waldes ein Gehöft auftaucht, vor dem Dutzende Pferde weiden.

Wyoming, murmelte Günter damals, als wir diesen Pfad das erste Mal entdeckten.

In Wyoming, inmitten der Wildnis, war er mit seiner Familie viele Jahre zuvor einmal auf Entdeckertour gegangen, ein Erlebnis, das noch lange in ihm nachhallte.

Heute ist der Wald übervoll mit Menschen, mit Kindern, Hundeeltern, Joggern und resoluten Frauengruppen, die ihre Wanderstöcke im Ich-will-leben-Takt schwingen.

Und doch erfüllt mich bald Wohlbehagen: Der Geruch der feuchten Erde, das Rascheln der Blätter, das Flüstern der Bäume, das alles stoppt den Gedankenstrom. Ich vergesse das Getümmel um mich herum, sehe, höre und atme die Bäume, atme tiefer, gehe über in einen wiegenden Schritt, und der leise Schmerz in mir löst sich auf wie ein Aspirin im Wasserglas.

Als ich den Wald verlasse, ist das Bedürfnis nach einem Friedhofsbesuch verschwunden.

Ich werde morgen hingehen, sage ich mir.

9. November 2022

Gestern Abend war ich beim traditionellen Martinsgans-Essen im Düsseldorfer Künstlerverein – zum ersten Mal nach Jahren mit einer Freundin. Unter den immer gleichen, längst ergrauten Gästen fehlen jedes Jahr ein bis zwei bekannte Gesichter. Nicht, weil sie verhindert, sondern weil sie gestorben sind. Es waren also deutlich mehr Frauen erschienen, etliche davon verwitwet.

Ein Glas Rotwein besiegte meine leise Traurigkeit. Da segelte Maria Arnold auf mich zu, eine alte Bekannte, die nach der Trennung von ihrem Ehemann vor zehn

Jahren eine schwere Zeit inklusive Depressionen bewältigen musste. Ich hatte schon gehört, dass sie neu verliebt ist, und zwar in jenen sehr gut aussehenden Orthopäden, zu dem Günter und ich abwechselnd unsere Knochen geschleppt hatten. Thilo Dückers wohnt privat in unserer Straße, und weil Maria gleich zu ihm gezogen ist, ist sie jetzt eine Art Nachbarin.

Während wir uns umarmten, hauchte sie: Ich erlebe die glücklichste Zeit meines Lebens.

Ihr Thilo kam eine Stunde später, und wie beide sich überfließend in die Arme sanken, wie sie sich in einem intimen, nicht enden wollenden Kuss verloren und vergaßen – das war ein Bild von solcher Eindringlichkeit, dass fühlbar Engel durch den Raum glitten. In diesem Augenblick vergaß ich meinen Kummer, mein Herz machte einen Sprung und freute sich mit den Verliebten.

Zu Hause überfielen mich die Einsamkeit und das bekannte Heimweh nach ihm mit aller Macht. Nur die Liebe macht unsere Existenz erträglich. Mit diesem Gedanken schlief ich ein.

Heute früh eile ich zum Friedhof mit fünf Rosen in einer übergeschnappten Farbe aus der Gärtnerei Loessgen. Andere gibt es nicht, stattdessen stehen Tulpen in allen Schattierungen zum Kauf, jetzt im November! Und jetzt im November hat der Fliederbusch unter unserem Wohnzimmerfenster ausgetrieben, kleine violette Blütenbällchen wiegen sich im Wind.

Die ersten Herbststürme haben ordentlich Laub auf die Grabstelle geblasen. Während ich die Blumen in die Vase stelle, spüre ich, wie mir Wasser aus den Augen quillt und wie sich etwas in mir verkrampft. Schon krümme ich mich jammernd: Günter, ach mein Günter. Auch nach siebzehn Monaten und zehn Tagen erwischt die Trauerwelle mich mit Wucht.

Und zum ersten Mal an dieser Stelle bemüht mein bebendes Inneres eine höhere Macht:

Lieber Gott, gib ihm die ewige Ruhe, höre ich mich schluchzen.

Lieber Gott, das sage ich tatsächlich.

Auf dem Friedhof im Lübecker Stadtteil Stockelsdorf hat eine Witwe dreißig Jahre lang am Grab ihres Mannes gestanden, von morgens bis abends. Diese Geschichte hat mein damals in der Nähe lebender Onkel vor vielen Jahren anschaulich erzählt, und seitdem sehe ich sie als Bild vor mir. Die eine Schulter der Frau mit den immer länger werdenden Haaren hängt hinunter, den Kopf hat sie zu dieser Schulterseite geneigt. Sie trägt sommers wie winters einen Mantel, in der Hand hält sie eine weiße Plastiktüte. Ihre leeren, in die Ferne gerichteten Augen erinnern an eine Wahnsinnige. Im Ort erzählte man sich, sie sei nicht über den Tod ihres Mannes hinweggekommen und irgendwann verrückt geworden.

20. Februar 2014

Mein Mann konnte tanzen: auf jedem Parkett, auf dem Wohnzimmerteppich, auf der grünen Wiese und sogar auf dem Eis. In diese Sportart war er tiefer hineingewachsen, als er mit seiner Familie in Concord, Massachusetts, lebte, wo er seine beiden Töchter das Schlittschuhlaufen lehrte. Schon als kleiner Junge in Danzig hatte er es beherrscht. Das Rhythmische lag ihm im Blut, seine Bewegungen waren kraftvoll und harmonisch.

Concord war auch die Heimat des legendären Schriftstellers Henry David Thoreau.

In seinem Buch WALDEN hatte Thoreau sein naturnahes Leben in einer Hütte am Concord Walden Lake so einzigartig beschworen, dass Millionen zivilisationsmüder Jünger ihn zum Guru ausriefen und es ihm gleichzutun versuchten.

Jetzt, viele Jahrzehnte später, leben Günter und ich fernab solcher Idylle in der Nähe des Düsseldorfer Eisstadions am Zoopark. Wir kennen uns ein Jahr, und ich spüre, dass ihm etwas fehlt, etwas, das er mit einbringen kann in unser städtisches Leben. Hat er deswegen neulich zwei Paar Schlittschuhe aus dem Allgäuer Haus mit hierher genommen? Will er mich für diesen Sport begeistern?

In Görisried ist er eingebunden in eine Gemeinschaft, ist Mitglied in einem Eislauf- und einem Segelclub, geht Skilaufen und in eine Finnensauna. In

Düsseldorf kennt er kaum jemanden, muss sich an neue Menschen gewöhnen. Die Stadt ist ihm fremd geworden, zu lange war er fort.

Am Nachmittag hält er mir strahlend die Schlittschuhe hin: Wir probieren es mal, okay?

Ich protestiere: Es ist schon ewig her, ich kann es nicht mehr. Aber ich sehe gern zu.

Der Hauch einer Enttäuschung über seinem Gesicht verflüchtigt sich schnell.

Die Eishalle ist wenig besucht, ich bin froh, dass wir uns so warm eingepackt haben, und suche mir einen Platz auf der Zuschauertribüne, während Günter im offenen Umkleidebereich seine Füße in die Schlittschuhe zwingt. Er sieht lustig aus mit dickem Wollschal und Pudelmütze. Dann gleitet der Mann, der so ungern im Mittelpunkt steht, geschmeidig aufs Eis. Die Musik ergreift sofort Besitz von ihm, die blinkenden Spots über ihm kreisen, er zieht eine Bahn, lacht zu mir hinüber, beschleunigt, verlängert seine Linie bis hin zu zwei eleganten Drehungen, an die seine Muskeln sich zu erinnern scheinen.

Der Sport macht ihn frei.

Immer sicherer werden seine Bewegungen, jetzt ist er am anderen Ende der Fläche, und als er zurückgleitet, dreht er kurz vor dem Tribüneneingang eine winzige, leicht knirschende Pirouette. Gelungen! Seligkeit leuchtet über seinem Gesicht. Ich laufe zu ihm hinunter, und er sagt schwer atmend: Obwohl ich hier der Älteste bin.

Ich habe ihn bis dahin bloß ein paar Mal beim Skilaufen erlebt, und schon da haben sein Talent und seine Körperbeherrschung mich fasziniert. So sieht es aus, wenn jemand ganz in der Bewegung aufgeht – so oder so ähnlich hatte ich damals gedacht.

Jetzt vergehe ich fast vor Rührung und Stolz. Durch kalten Atemhauch hindurch küsse ich ihn auf den Mund. Auf dem kurzen Nachhauseweg erklärt er mir die einzelnen Schritte, mir, der sicherlich unsportlichsten Frau, die er je kennengelernt hat.

Wie bereue ich es heute: dass ich ihn meine Verachtung für jede sportliche Betätigung, für alle wettkampfbasierten Sportarten habe spüren lassen. O Gott, warum musste ich ihm vermiesen, was ihn glücklich machte?

Ein paar Tage später bucht er noch einmal zwei Stunden auf dem Eis. Ich kann wegen eines Termins nicht mitkommen, hole ihn aber kurz vor Schluss ab und sehe noch, wie er am Tribünenrand mit zwei Männern und einer attraktiven Frau fachsimpelt.

Er verabschiedet sich freundlich und wir gehen um die Ecke ins Zooparkcafé und bestellen Apfelkuchen. Er berichtet von dieser Frau, einer ehemaligen österreichischen Meisterin, die eine Gruppe Eistänzer zusammentrommeln und sie wöchentlich in Düsseldorf trainieren will. Günter strahlt: Wir sind sieben, ich bin dabei. Endlich habe ich in Düsseldorf eine Freundin gefunden.

Genüsslich schiebt er ein Stück Apfelkuchen nach.

Nein, ich habe mich nicht verhört, das hat er tatsächlich gesagt. Ich greife nach meiner Kaffeetasse, wie es jeder tut, der ein Gefühl zu verbergen hat. Immer greifen wir nach etwas, wollen uns festhalten, wenn wir Mühe haben, zuzuhören, oder wenn wir nicht glauben können, was wir hören.

Im April soll es losgehen.

Ich nicke mit einem schiefen Lächeln, und unter dem Vorwand, noch ein Arztrezept abholen zu müssen, stehe ich so ruhig wie möglich auf.

Wir sehen uns gleich zu Hause. Ich gebe ihm einen flüchtigen Kuss und lasse ihn sitzen. Sein verwunderter Blick bohrt sich in meinen Rücken.

Ich laufe zu meinem Auto und fahre los, irgendwo hin, bloß weg. Am Rheinufer finde ich mich wieder, außerhalb der Stadt, setze mich auf eine Bank und atme tief durch.

Was tut sich da in mir?

Ich schaue über das Wasser, auf die langsam untergehende Sonne, schließe die Augen und sehe meinen Liebsten mit einer durchtrainierten blonden Eva über das Eis tanzen, strahlend und glücklich, endlich seiner hölzernen Partnerin daheim entkommen und im Eishimmel gelandet zu sein.

Es tut weh, und doch ist es nicht diese brennende Eifersucht, die mich als junges, liebeskrankes Mädchen einmal ins Feuer geschickt hatte; eher ein lautloser Nicht-von-dieser-Welt-Schmerz lässt mich wieder zu diesem verlassenen Mädchen schrumpfen.

Günter, sage ich leise. Günter!

Ich setze mich ins Auto und fahre heim. In der Diele kommt er mir mit seinen fragenden Augen entgegen, und ich spüre, dass er gar nicht weiß, was los ist. Nur, dass etwas nicht stimmt, das ist ihm klar: Er nimmt mich schweigend in den Arm, mein verwirrtes Inneres schickt mir ein Lächeln ins Gesicht, und dann ist alles gut, wie es ist, wie es war, wie es sein wird.

Die blonde Eva, die in Wahrheit Susanna heißt, hat sich nie wieder gemeldet, aus der Eistanztruppe wurde nichts und mein Liebster um eine schöne Hoffnung ärmer.

10. November 2022

Wie jeden Samstag nach seinem Tod studiere ich die Traueranzeigen in der RHEINISCHEN POST und wundere mich über die immer gleichen Sinnsprüche, Aphorismen, Zitate, die den Dahingeschiedenen das letzte, gedruckte Geleit geben: Jetzt, da die auf Gott und das Jenseits verweisenden Psalmen und Bibelsprüche einem dramatischen Kursverfall ausgeliefert sind, triumphieren die Worte sterblicher Romantiker. Unangefochten auf Platz eins: die Strophe aus Joseph von Eichendorffs MONDNACHT: »Und meine Seele spannte weit ihre Flügel aus, flog durch die stillen Lande, als flöge sie nach Haus.« Diese Verse garnieren in der heutigen Ausgabe die Hälfte aller Anzeigen; ich mag sie nicht mehr lesen, diese immer gleichen Sätze, die den Gewesenen hinterhergerufen werden. Aber das ist ungerecht, es sind doch ebenfalls trauernde Menschen, die sie zu verantworten haben.

Unsere Freundin Sigrid Müller mit ihrem großen Herzen hatte kurz vor ihrem Tod den Text für ihre Trauerzeile selbst bestimmt: Ich hatte ein tolles Leben, tschüs, macht's gut, stand da unter einem Foto von ihr, auf dem sie lächelnd ein Glas Wein erhebt. Das war nicht besonders originell, aber immerhin echt. Wer sie kannte, wusste: Genau so war sie, genau so hatte sie es gemeint.

Kurz bevor heute die Traueranzeigen in der RHEINISCHEN POST redaktionellen Meldungen Platz machen, fällt mir eine schlichte Bekanntmachung ins Auge:

Anja Klose

8. 6. 1970 – 21. 11. 2020

Und darunter:

Traurig gebe ich den Tod meiner geliebten Tochter bekannt, von dem ich erst heute erfahren habe.

Gerdi Klose. Im November 2022.

Es folgt ihre Adresse im vornehmen Stadtteil Oberkassel.

Mein Gott, Anja. Sie hat mal vor Jahren als junge Journalistin mit mir zusammengearbeitet, rothaarig, schön, lebendig! Dann hatte ich sie aus den Augen verloren.

Aber ihre Mutter – was für eine Tragödie!

Am Nachmittag schreibe ich Gerdi Klose einen

Brief, erzähle ihr von den wunderbaren Talenten und Eigenschaften ihrer Tochter und drücke mein Mitgefühl aus. Und dass sie, falls sie über Anja reden möchte, mich jederzeit anrufen kann.

Es ist kalt geworden, schon seit Tagen trage ich dicke Socken beim Schlafengehen. Früher hat mein Mann meine Füße gewärmt.

23. September 2020

Günter und ich sind im Allgäu, der Sommer will sich nicht ergeben, und wir beschließen einen Tagesausflug zum Starnberger See. Das ist Tradition, mindestens zweimal in jedem Sommer nehmen wir die neunzig Kilometer von Görisried auf uns, um von Starnberg aus mit einem Elektroboot über den See zu tuckern. Es ist so wunderbar einfach, man drückt den Knopf neben dem Steuer und los geht die Fahrt. Wir buchen zwei Stunden, und schon sitze ich im schaukelnden Boot. Günter klettert hinterher, etwas wackelig, ich reiche ihm die Hand, aber er bekommt es allein hin. Wir schaffen es nie ganz bis an das andere Ende des Sees, dorthin, wo Seeshaupt liegt. Es würde viele Stunden brauchen. Wir begnügen uns mit der Hälfte.

Von der Sonne beschienen, umgeben von Glitzerwasser, schippern wir dahin; links von uns liegt jetzt Berg, jener Ort, in dem der unglückliche Bayernkönig Ludwig einst vom Wasser verschluckt wurde.

Ich fotografiere meinen Liebsten von der Seite; der Fahrtwind spielt mit seinem Haar, und mir fällt seine zarte, fast durchlässige Gesichtshaut auf. In seinem in die Ferne gerichteten Blick liegt ein fast unmerkliches Lächeln. Nach seinem Tod werde ich mir dieses Bild immer und immer wieder ansehen, immer wieder dieses Bild. Warum bloß?

Zwischen seiner Aufnahme ins Krankenhaus, zwischen jenem Freitag Anfang Mai 2021, an dem sie ihn von mir fortrissen und mich heimscheuchten, zwischen diesem Tag und seinem letzten Atemzug lagen dreiundzwanzig Tage.

Dreiundzwanzig Tage des Funktionierens, des blinden Aktionismus, der Verzweiflung, der Hoffnung, des Anlaufens gegen die Zeit. Obwohl ich wusste, was passieren würde, war mir nicht bewusst, wie kostbar diese dreiundzwanzig Tage waren, seine letzten. Sie verstrichen einfach, einer nach dem anderen, so, als würden noch Tausende weitere Tage folgen.

23 war seine Zahl; am 23. März ist er geboren, ganz nah am Frühlingsanfang. Einmal, als bei einer Fernsehlotterie Zahlen über den Bildschirm flatterten, während wir auf die Abendnachrichten warteten, murmelte er enttäuscht: Die 23 ist nie dabei.

Am 23. Dezember 2003 ist meine Mutter gestorben, ganz nah am Winteranfang.

Etwa drei Monate nach ihrem Tod waren Stephanie und ich nach Tahiti gereist. In einem dieser Overwater-

Bungalows, weit draußen in der Lagune, sollte sich ein Lebenstraum erfüllen.

Am 9. April, es war der Geburtstag meiner Mutter, besuchten wir einen Gottesdienst in einer offenen, von Palmen umsäumten Kirche. Abends spät, wir hatten uns schon zum Schlafen niedergelegt, klopfte es dreimal an die hölzerne Tür des nur über einen langen Holzsteg zu erreichenden Bungalows. Ich erinnere mich, dass keine Furcht nach mir griff, dass ich aufstand, um nachzusehen, als ich Stephanie murmeln hörte: Oma, lass uns schlafen. Alles ist gut.

Natürlich stand niemand draußen in der tiefschwarzen Nacht, bloß das leise Plätschern des Pazifiks war zu hören. Als ich wieder im Bett lag, klopfte es noch dreimal, und dann war es still.

Mein Mann fuhr sein Leben lang privat einen VW-Bus, der passte zu ihm und seinem jungenhaften Gesicht, viel besser jedenfalls als diese dunklen Angeber-Firmenwagen, mit denen er während seiner späten Berufsjahre durch die Lande brausen musste.

Lange, bevor VW-Busse Kult und zu *Bullis* wurden, kutschierte er damit seine Familie durch Amerika. Ein *Bus* war für ihn die Idee von einem Auto selbst: mit einem leicht erhöhten Blick auf die Welt, lässig das Steuer in der Hand haltend, neben und hinter sich seine Lieben, eingerollte Schlafsäcke, Taschenmesser und Thermoskannen, Studentenfutter und Pudelmützen, genoss er Unabhängigkeit und Freiheit bis hin zur Lagerfeuerromantik.

Seinen letzten Bus hatte er angeschafft vier Wochen, bevor wir uns kennenlernten, und weil das Fahrzeug eine längere Lieferzeit hatte, fuhr ich noch ein einziges Mal mit dem alten Modell, einem silberfarbenen sogenannten T 4, bevor dieser Geschichte und durch einen beigemetallicfarbenen ersetzt wurde. Dies ist mein letzter Bus, hatte er damals lächelnd gesagt, und er sollte Recht behalten.

Dieser Bus hat uns acht Jahre lang durch die Welt geschaukelt, er wurde Zeuge unserer Umtriebigkeit, unserer Zärtlichkeiten, aber auch unserer Streitereien, und dieser Bus steht jetzt, eineinhalb Jahre nach Günters Tod, noch immer in unserer Straße. Seine Kinder können ihn nicht gebrauchen, verkaufen konnte ich ihn nicht, zu eng waren Günter und ich mit ihm verbunden, und nun gammelt dieses Dieselfahrzeug in Zeiten explodierender Spritpreise vor sich hin. Ich bin nicht fähig, eine Entscheidung zu fällen; Stephanie will den Bus nicht hergeben und so bleibt er erst einmal in der Familie.

Für alles gibt es jetzt ein Davor und ein Danach. Das Danach ist noch jung, ich weiß genau, dass er nicht mehr war, als dies oder jenes geschah, dass er nicht mehr am Leben, dass er nicht mehr bei mir war. Und dann ist da noch das Davor-Davor, jene Zeit, die ich ohne ihn lebte. Dieses Davor-Davor ist dabei zu versinken, keine Ahnung, ob es noch einmal auftaucht. Werde ich so lange leben, bis ich das Davor und das

Danach nicht mehr zu trennen weiß? Die Dinge nur noch eine ferne Erinnerung sein werden wie das Davor-Davor? Ich sehne mich nach all den Jahren, die ich nicht mit ihm gelebt habe.

30. November 2022

Draußen kriecht der Nebel in die hintersten Winkel des Vormittags, heute, an seinem eineinhalbjährigen Todestag. Ich gehe zum Friedhof mit dicker Kapuze, roten Rosen und dumpfer Traurigkeit. Außer mir ist hier kein Mensch unterwegs. Nicht einmal die Gärtner wollen sich diese Düsternis antun, und nach zwei Minuten an seinem Grab zieht es mich wieder fort. Ich nehme dich ja mit, flüstere ich noch, ehe ich davoneile.

Heute früh ist mir eingefallen, wie er damals, als ich ihn das erste Mal in seinem Allgäuer Haus besuchte, die fünf Kilogramm schwere STUTTGARTER JUBILÄUMSBIBEL, die er einst von Danzig nach Schleswig-Holstein geschleppt hatte, urplötzlich aus dem Schrank holte und mir die Fluchtgeschichte erzählte. Warum brauchte er die Bibel dazu? In all den folgenden Jahren hat er sie nie mehr erwähnt, nie wieder hat sie bei ihm eine Rolle gespielt.

Hatte er damals eine Ahnung, dass es etwas Ernstes werden würde mit uns beiden? Etwas Existentielles, so wie damals die Vertreibung aus der Heimat? Als ich ihn

Jahre später einmal auf diese Szene ansprach, hatte er keine Erinnerung daran.

Seit eineinhalb Jahren liegt diese Bibel jetzt auf meinem Nachttisch. So lange ist er fort, weggegangen in eine andere Welt. Manchmal lege ich eine Hand auf den Buchdeckel, ohne zu wissen, warum.

Mein Mann war kein Moralist, nie urteilte er über Menschen. Wenn ich es tat, sah er mich nur mit seinen ruhigen Augen an, ohne etwas zu antworten.

2. Dezember 2022

Abends spät lasse ich mich von einer Fernseh-Talkshow berieseln. Das Thema: *Die Zeit, die uns bleibt.* Um den Moderator haben sich drei Menschen versammelt: eine sehr alte Frau, die sich von ihrem Partner getrennt hat, ein todkranker junger Mann und eine bekannte, in die Jahre gekommene Schriftstellerin und Moderatorin, die von den Vorzügen des Älterwerdens schwärmt und mir damit ordentlich auf die Nerven geht. Dass im Fernsehen viele Menschen zu ihren eigenen Karikaturen herabsinken, ist nicht neu, aber diese Frau übertrifft diese Tatsache bei weitem: indem sie darüber schwadroniert, wie wunderbar das Leben sei, wie gern sie *mindestens Hundert* würde, um dann in einer warmen Sommernacht unter einem gewaltigen Sternenhimmel sanft hinüberzugleiten in ihr neues Leben.

Und alle meine Freunde sollen mich feiern.

Ihre Worte bleiben eine Weile in der Luft hängen wie übersüßte Zuckerwatte, bevor donnernder Applaus des Studiopublikums die Moderatorin umbrandet.

Mein Gott, was für ein Krampf!

So ist das Leben nicht. Und das Sterben erst recht nicht. Die Gnade eines sanften Entschlafens am Ende eines erfüllten Lebens gewährt der zur Willkür neigende Tod nur selten.

Bei einer entfernten Bekannten war er gerade in Spendierlaune, allerdings in ungebrochener Sammelwut: Ursula war mit ihrem Mann Tim nach Lanzarote gereist, unter südlicher Sonne wollten sie dem Totenmonat November entkommen. Als Tim am zweiten Urlaubstag auf der Hotelzimmerterrasse seine Siesta hielt, fand Ursula ihn für immer eingeschlafen.

28. Mai 2021

Es dauert noch zwei Tage, bevor mein Liebster diese Welt verlassen wird, aber das weiß ich zu diesem Zeitpunkt noch nicht. Es ist sein zweiter Vormittag im Hospiz, er liegt in tiefem Schlaf, und ich weiß auch noch nicht, dass sein Körper den Abschied vom Leben schon eingeläutet hat, dass sein Herz bereits aufgehört hat, Blut in seine Fingerspitzen zu pumpen. Ob er es spürt, es weiß? Abwechselnd sitzen Silke und ich auf dem Rand seines Bettes oder im Sessel neben dem Tisch, den seine Töchter hübsch hergerichtet haben: Alles ist scheinbar friedlich, so als schlummerte der Patient seiner Genesung entgegen und nicht seinem Ende. Keine Ahnung, welche Tageszeit es ist, als es leise an der Tür klopft und eine merkwürdig kostümierte Frau den Raum betritt. Sie stellt sich vor als Pfarrerin Annette Schillert. Silke und ich sehen die Frau in engen Jeans und schwerem Silbergürtel, mit roter Hornbrille und schrägem Kurzhaarschnitt hilfesuchend an, so, als ob sie uns sagen könnte, wie lange es noch dauert.

Sie versteht, tritt an sein Bett, und ich höre und sehe, wie sie ihm mit wichtiger Miene zuraunt: Es ist Zeit. In diesem Augenblick klingt es beruhigend, sie, die Frau Gottes, kann sicher Wunder vollbringen, kann dafür sorgen, dass er aufwacht oder sanft hinübergleitet. Doch Günter hat sich noch nie bevormunden lassen, er bestimmt selbst, wann es Zeit für ihn ist. Mit seinem stillen, geruhsamen Sterben setzt er seine Art zu leben konsequent fort.

Manchmal versuche ich mich an das Gefühl zu erinnern, das in den vier Hospiz-Tagen in mir gewabert hatte, aber es gelingt nur unzureichend. Es war so etwas wie Ergebenheit, aber auch Taubheit gegenüber der Realität, die uns an einen Punkt gebracht hatte, von dem es kein Zurück mehr gab. Ja, es war eine wattige Taubheit. Obgleich wir abwechselnd um ihn herum waren, wusste ich: Er geht diesen Weg jetzt ganz allein.

In seinen letzten Tagen zu Hause war eine Zärtlichkeit und Intimität zwischen uns, die in unseren guten Zeiten nicht immer selbstverständlich war. Jetzt ging sie mehr von mir aus, mein Mann wurde manchmal abweisend, mehr und mehr beherrscht von der Ablehnung seiner Bedürftigkeit. Und von seinem Kummer, mich so belasten, so beschweren zu müssen. Deswegen wollte er unbedingt ins Hospiz, er wollte mir nicht wehtun müssen mit seinem Sterben.

Hätte ich ihn doch abgehalten und zu Hause gehen lassen. Aber das wollte er nicht: dass ich in einer Wohnung weiterleben muss, in der jemand gestorben ist. In der er gestorben ist.

Heute denke ich oft, wie schlimm es hätte kommen können, wenn der Krebs früher entdeckt worden und am Ende doch Sieger geblieben wäre. Zwei, drei Jahre des Dahinsiechens, des Ausgezehrtwerdens, der Hoffnung, der Resignation.

Ich weiß nicht, was dann aus unserer Liebe geworden wäre. Wie es ist, einen Herzensmenschen Tag für Tag, Woche für Woche, Monat für Monat kraftlos, wehrlos vergehen zu sehen?

Ähnliches hat er sicher auch gedacht in den Wochen vor seinem Tod. Womöglich hat er sich deswegen so schnell ergeben. Und vielleicht hat er den gefräßigen Tumor einem langen Parkinson-Leidensweg vorgezogen.

Januar 2021

Günters Schmerzen beim Gehen nehmen zu, wir konsultieren einen Schmerztherapeuten, eine sogenannte Kapazität. In einer übertrieben stylischen Praxis empfängt uns ein ebensolcher Arzt in knallbunten Klamotten. Er spricht dröhnend laut, hört sich an, was mein Mann zu sagen hat, und meint dann: Nun, außer Physiotherapie können wir da nicht viel tun.

Nehmen Sie mal fleißig Ihr Dopamin. Dann lehnt er sich zurück, verschränkt die Arme hinter seinem Kopf und sagt: Wenn Sie Pech haben, können Sie mit Ihrem Parkinson noch zwanzig Jahre leben, hahaha.

Ich weiß nicht, ob ich verstört oder erleichtert reagieren soll.

6. Dezember 2022

In der Düsseldorfer Innenstadt wütet der Weihnachtsrummel, bei mir zu Hause blinkt nicht einmal eine Lichterkette. Das Fest der Liebe kann mir gestohlen bleiben.

Dorit als Testamentsvollstreckerin Ihres Vaters schreibt mir kühl aus den USA, dass weiterhin sämtliche Konten ihres Vaters gesperrt seien, dass sie einfach nicht weiterkomme mit ihren Bemühungen um das Erbe.

Schon vor Monaten war sie nach San Francisco geflogen, ins deutsche Konsulat, wo man neben etlichen weiteren Dokumenten eine internationale Sterbeurkunde von ihr verlangt hatte. Die habe sie angefordert, schreibt sie, aber nie erhalten. Auf ihre Bitte hin marschiere ich zum Düsseldorfer Standesamt. Dort klärt man mich auf, dass ich die Urkunde online beantragen müsse; als ich dies versuche, erzählt mir die Internetseite, dass es besser sei, sie beim Standesamt zu beantragen, da etliche Dokumente mitgebracht werden müssten.

Dorit fällt noch der Bestatter ein, der uns die Urkunde vor eineinhalb Jahren zugesichert hatte.

Etwas widerwillig rufe ich ihn an, erkenne ihn gleich an seinem akzentuierten Singsang. Während ich mein Anliegen vortrage, höre ich ihn auf dem Rechner tippen, und Sekunden später fallen Worte aus seinem Mund wie Zähne aus einem morschen Gebiss: Aber selbstverständlich, gar kein Problem, da muss ich mich entschuldigen, hätten Sie früher nachgefragt, wissen Sie, beim Standesamt konnte man früher einfach anrufen, heute ist alles so kompliziert. Ich bin seit fünfundzwanzig Jahren Bestatter, aber ich kümmere mich natürlich umgehend, so singt er weiter und weiter: Sie müssen nur mit Ihrem Personalausweis vorbeikommen.

In der in unserem Viertel ansässigen, beklemmend winzigen Filiale des größten Düsseldorfer Bestattungshauses sitze ich Herrn Sammelwasser gegenüber. Er trägt wie damals Schnauzbart und den für diesen Beruf wohl angemessenen schwarzen Anzug plus Krawatte.

Während er wieder tippt und an seinem kleinen Finger kokett ein goldener Siegelring aufblitzt, stellen sich die Bilder von vor eineinhalb Jahren in einer Reihe vor mir auf: die Begutachtung der Särge im Hinterzimmer, die hin und her eilenden Blicke zwischen den Töchtern und mir: Nehmen wir den teuren Eichensarg oder den günstigeren Kiefernsarg? Welche Musik soll in der Aussegnungshalle gespielt werden? Wie viele Traueranzeigen dürfen es sein? Wer soll sie gestalten? Wir orientierten uns an dem, was Günter gewollt hätte, kein prächtiges Begräbnis jedenfalls. Darum hatte er mich gebeten. Ich fragte nach einem Korbsarg, doch Herr Sammelwasser winkte mit großer Geste ab: Wegen Corona derzeit nicht erlaubt.

Was im Nachhinein betrachtet eine blödsinnige, höchst geschäftstüchtige Antwort war, die ich damals in meinem unwirklichen Gemütszustand gar nicht infrage stellte. Ein Korbsarg wird aus geflochtenem Bambus und aus Blättern verschiedener Bäume gefertigt; solch einen an eine Wiege erinnernden Schlafplatz hätte ich mir für meinen Liebsten gewünscht.

Herr Sammelwasser hat zu tippen aufgehört und blickt auf. Seine Augen fragen: Was wünschen Sie noch!

Ich bedanke mich und gehe.

Die internationale Sterbeurkunde wird wenige Tage später bei mir eintreffen und ich werde sie an Dorit weiterleiten.

5. September 2013

Wir kennen uns ein halbes Jahr und sind von Düsseldorf nach Görisried gefahren, die Pendelei hat begonnen. Schon nach ein paar Tagen im Allgäu muss ich zurück nach Düsseldorf, an die Arbeit. Zudem habe ich die Zusage für eine neue Wohnung erhalten, die ich mir eine Woche zuvor angesehen hatte. Günter kann nicht mitkommen, er hat Termine. Für eine britische Firma ist er gelegentlich noch beratend tätig. Schweigend fährt er mich zum Bahnhof nach Kempten, ich spüre, dass er mich ungern ziehen lässt. Auch mir fällt der Abschied schwer.

Erst wenige Minuten sitze ich im Zug Richtung Ulm, meine Gedanken eilen zurück zu den vergangenen Tagen. Was war schön, was war befremdlich? Wie wird es weitergehen mit uns? Da fällt mir auf, dass ich im VW-Bus meinen Blazer habe liegen lassen, in dessen Seitentasche mein Haustürschlüssel steckt.

Panisch rufe ich Günter an, er geht sofort ans Handy.

Wir verabreden, dass ich beim nächsten Halt aussteige und er mit dem Auto dorthin kommt. Am menschenleeren Bahnhof Dietmannsried, umgeben von Feldern, warte ich ein paar Minuten, dann sehe ich den VW-Bus anrollen. Du wolltest noch nicht fort – mit diesen Worten steigt er aus und nimmt mich in den Arm. Seine Augen lächeln.

Der nächste Zug kommt erst in einer Stunde, es hat zu regnen begonnen und wir klettern zurück in den

Bus, alles andere lohnt sich nicht. Da sitzen wir, halten uns an den Händen, und Günter streichelt mit der anderen Hand sanft meinen Unterarm. Wir sprechen kaum ein Wort und schauen in den Regen hinaus. Nie werde ich die Sprachlosigkeit vergessen, die Zärtlichkeit zwischen uns, die von keinem Wort gestört werden wollte. Nie werde ich vergessen, dass diese eine Stunde dahingeeilt und doch die Zeit stehengeblieben war.

Wir umarmten uns nicht, bevor ich in den Zug stieg, sahen uns nur erstaunt an.

Dieser Blick besiegelte unsere Zweisamkeit.

Die Liebe im Alter ist eine andere als jene der Jugend. Häufig ist sie gewachsen, hat die Leidenschaft, das Hitzige, die Unruhe verloren und speist sich aus Rührung. Die Zärtlichkeit, das Gerührtsein vom anderen, ist die Erotik des Alters.

Es muss im Herbst des Jahres 2013 gewesen sein, als wir, wie häufig morgens, kaffeeschlürfend im Bett saßen und uns Geschichten erzählten. Günter war streng erzogen worden; unter der Fuchtel einer protestantischen Ethik vernahm er früh das Grundrauschen dieser Lebensform: Sparsamkeit.

Und lernte, wie viele Kriegskinder, den Verzicht. Sein Leben lang blieb er ein frugaler Mensch, jede Unmäßigkeit, jede Sucht ging ihm ab. Die heute vielbeschworene, dringend notwendige Fähigkeit zur Reduktion war für ihn selbstverständlich.

1952 hatte die Familie die schleswig-holsteinische Idylle verlassen müssen, der Vater hatte in Düsseldorf Arbeit gefunden. Als Heimatvertriebenen wurde ihnen eine winzige Zwei-Zimmer-Wohnung in der Kirchfeldstraße zugewiesen, in die sie noch eine alleinstehende Cousine aufnahmen.

Diese Wohnung lag direkt gegenüber einer kleinen Strumpffabrik. Als wir beide herausfanden, dass ich 2006 mit meinem kleinen Verlag in eben jene Fabrikräume eingezogen war, die ein Architektenpaar in den Neunzigerjahren in ein schickes Loft umgestaltet hatte, konnten wir nicht fassen, dass ich beinahe sieben Jahre lang auf jene Fenster geblickt hatte, hinter denen mein Günter einst seiner Pubertät entgegenreifte.

Düsseldorf war noch vom Krieg zerstört, Kinder spielten in Schutt und Asche. Günter erkundete, um der Enge zu entfliehen, in den Ferien tagelang die Stadt – und träumte von einem Fahrrad, das ihn schneller zum Rhein bringen würde, jenem faszinierenden Strom, dem die Region ihren Namen verdankt. Er begann, Zeitungen auszutragen und in einer zoologischen Handlung Aquarien und Vogelkäfige zu reinigen.

Jeden selbstverdienten Pfennig legte er zur Seite, jeden Sonntag zählte er die Taler, jeden Monat die Scheine, und nach eineinhalb Jahren hatte er das Geld zusammen, gerade noch rechtzeitig für den anstehenden Schulausflug zur Müngstener Brücke, der höchsten Eisenbahnbrücke Deutschlands, die Solingen mit Remscheid verbindet.

Es war ein frischer Frühlingstag, die Klasse machte sich morgens auf den Weg, unterhalb der Brücke stellten sechsunddreißig Schüler ihre Räder ab. Durch das Tal der Wupper marschierend, lauschten sie den Ausführungen des Lehrers, und als sie nach zwei Stunden zurückkamen, fehlte ein Rad.

Es war seins. Irgendjemand hatte es geklaut.

Wie Günter mir in für ihn typischen, dürren Worten beschrieb, wie er sich geschämt hat, als Einziger aus der Klasse zu Fuß nach Hause laufen zu müssen – er hatte natürlich kein Geld in der Tasche –, wie der Vater diese Katastrophenmeldung bloß mit strengem Blick quittierte und wie er selbst seinem ersten Rad nachgetrauert hat, da fielen mir vor Ergriffenheit die Tränen aus den Augen.

Höre ich heute irgendetwas von dieser Müngstener Brücke, sehe ich sogleich den Jungen mit gesenktem Kopf nach Hause laufen, und mein Herz fliegt hinter ihm her.

Fünf Jahre lebte die Familie in der Kirchfeldstraße, bis der Vater im Stadtteil Gerresheim ein Haus baute, jenes, in dem seine Schwester noch heute lebt.

Selbstverständlich haben wir, als wir ein Paar geworden waren, uns auf der Kirchfeldstraße herumgetrieben, um noch einmal nostalgiegeschwängert den Ort zu bestaunen, an dem wir, wenn auch zu unterschiedlichen Zeiten, jahrelang unsere Tage zugebracht hatten. Ich zeigte ihm mein ehemaliges Atelier, in dem inzwischen ein Kunsthändler seine Geschäfte zum Blühen bringt, und Günter erzählte von damals: von der freundlichen Nachbarin mit den vielen Laufmaschen, von der Eisdiele um die Ecke auf der heute stark befahrenen Corneliusstraße, von der alten Strumpffabrik, auf deren Hof er Völkerball gespielt hatte. Was er damals nicht wissen konnte: dass er siebzig Jahre später, also eine halbe Ewigkeit danach, in dieser Kirchfeldstraße vier Tage lang seinem Ende entgegenatmen sollte – im Hospiz des Evangelischen Krankenhauses zwei Blocks weiter westlich.

Während unserer zärtlichen Spurensuche wähnten wir uns von dieser nur wenige Jahre später über uns hereinbrechenden Realität ebenfalls Lichtjahre entfernt.

Noch eine Merkwürdigkeit schlich sich in unser Leben, als wir das erste Mal zusammen bei einem Ehepaar eingeladen waren, mit dem ich seit langem schon befreundet war. Sonja und Michael waren naturgemäß neugierig auf meine neue Liebe. Als wir vor ihrem Einfamilien-Reihenhaus im Düsseldorfer Stadtteil Derendorf ankamen, stutzte Günter, sagte aber nichts. In der großzügigen Küche im Landhausstil nahmen wir einen Drink, das anfängliche Fremdeln wich schnell einer rasch aufsprießenden, gegenseitigen Sympathie, und als wir später im Esszimmer Platz genommen hatten, sagte Günter trocken: In diesem Haus bin ich als Kind öfter gewesen, damals sah es anders aus. Es stellte sich heraus, dass Sonja und Michael das Haus viele Jahre zuvor von einem Horst Büschgen gekauft und komplett umgestaltet hatten. Dieser Horst Büschgen war Günters Klassenkamerad, mit dem er einmal in den Ferien durch Schottland gewandert war. Sonja und Michael wussten, dass Büschgen kurz nach dem Hausverkauf gestorben war, was Günter bestürzte.

19. Dezember 2022

Stephanie und ich sind nach Görisried gefahren, auch, um hier Weihnachten zu verbringen.

Bei unserer Ankunft ist das Allgäu verschneit, Winterlicht gießt sich über die Hügel und Bergspitzen. Die Heizung im Haus ist ausgefallen, Internet und Telefon funktionieren nicht. Wir hüllen uns in dicke Decken, heizen mit dem Kaminofen ein, zünden ein paar Kerzen an, eine Winterwelt-Romantik will sich dennoch nicht einstellen.

Wir trinken noch einen heißen Tee und gehen frustriert schlafen.

Günters Arbeitszimmer wollen Stephanie und ich zum Gästezimmer umgestalten und wir erwarten die Lieferung einer Couch und eines Teppichs noch vor den Weihnachtstagen.

In den ersten Jahren diente der Raum Günter und mir als Schlafzimmer; später zogen wir nach oben und funktionierten ihn zum Arbeitszimmer um. Tausende Stunden seines Lebens hat er hier zugebracht, an seinem Schreibtisch über Dokumenten und Bildschirmen brütend. Diesen Schreibtisch lasse ich im Raum stehen, er gehörte zu ihm wie das Kreuz zu Christus.

Als die gelieferten Möbel einen freundlich-modernen Raum zum Vorschein bringen, hat der Aufwand sich gelohnt. Zufrieden setze ich mich auf die Couch, schaue in den Garten hinaus, bestaune die beiden Raketenwacholder, die Günter vor zehn Jahren als Sichtschutz gepflanzt hatte und die jetzt schon fast drei Meter hoch aufragen. Auf einmal fühlt sich alles leicht und wohlig an. Dieser Raum hüllt mich ein wie ein warmer Umhang, hier ist mir mein Mann näher als irgendwo sonst, und hier verbringe ich ab jetzt jede freie Minute.

Mit unseren Nachbarn und Freunden feiern wir Heiligabend. Am ersten Weihnachtstag ruft seine Schwester an, der ich vor unserer Abreise einen jahreszeitlich bedingt gefühlstriefenden Brief geschrieben hatte. Frohe Weihnachten, sagt sie freundlich, auf deinen Brief werde ich noch eingehen.

Silke schickt Grüße und lustige Bilder mit den Kindern unterm Christbaum.

An den folgenden Tagen zieht es mich wieder an Orte, an denen ich mit ihm unterwegs war. Auf dem Forggensee, nahe Füssen, haben wir an so manchem Sommertag in seinem Segelboot dem Wind gelauscht, glücklich, sonnengewärmt, manchmal ausgelassen. Der See, weiß er etwas von unseren Stunden unter dem lachenden Himmel? Erinnert er sich? Nein, still liegt er und schweigt, und Stephanie und ich umrunden ihn und schweigen auch.

Hat meine Trauer sich verändert? Im ersten Jahr quälte mich ein Gemisch unterschiedlicher Anwandlungen: Verlustschmerz, Taubheit, Sehnsucht, Verzweiflung, manchmal im Wechsel. Übrig geblieben ist reine Trauer, die mich jederzeit überfallen, zum Weinen bringen kann, sobald eine winzige Erinnerung vor mir aufersteht.

Der Schriftsteller und Philosoph Senthuran Varatharajah hat einen ungewöhnlichen Liebesroman veröffentlicht. In dem Buch ROT (HUNGER) geht es um die Liebe – und wie wir sie in Worte kleiden. Die Sprache der Liebe versucht, die Einsamkeit des Körpers in Worte zu fassen, und ist nicht selten eine kannibalische Sprache: Ich verzehre mich nach dir, ich habe dich zum Fressen gern. Seine Geschichte erzählt vom Verlangen, eins zu werden mit dem Menschen, den man liebt.

Das gilt auch, wenn der Tod dazwischentritt, denke ich. Deswegen stirbt nicht selten ein Partner dem anderen hinterher. Wie komme ich jetzt darauf, hier am Forggensee?

Einen Tag vor Silvester sind wir wieder in Düsseldorf. Im Briefkasten, der übervoll ist mit Grußkarten und Rechnungen, schlummert ein Brief von Hannelore. Gut, dass ich ihn erst zum Schluss öffne, sonst hätte ich die restliche Post nicht mehr verkraftet. Jetzt, eineinhalb Jahre nach Günters Tod, eineinhalb Jahre, in denen seine Schwester und ich uns gelegentlich höflich ausgetauscht haben, erklärt sie mir, dass sie Mühe habe zu akzeptieren, *was du alles von Günters Nachlass forderst.* Dann nennt sie mich Erbschleicherin, eine Frau, die ihrem sterbenskranken Mann Unterschriften abgenötigt hat und die seine Töchter ihrer Rechte beraubt. Hart und herzlos besudelt sie das Andenken ihres Bruders, gießt ungeheuerliche Sätze über mich aus, die mit der Klage enden: Ich kann Ungerechtigkeit nicht ausstehen.

Ich starre auf die vor mir verschwimmenden Zeilen und bleibe regungslos sitzen. Sehr lange! Der Schmerz legt sich langsam auf meine Haut und kriecht dunkel in meine Innereien. Irgendwann stehe ich mechanisch auf und renne zitternd durch die Wohnung.

Eine Beruhigungstablette schaltet wenig später mein Bewusstsein aus und entlässt mich gnädig in den Schlaf.

Tage-, nein wochenlang wird dieser Brief in mir wirken wie ein schleichendes Gift; er wird dafür sorgen, dass ich mich elend fühle, schuldig, dass eine innere Leere mich gänzlich abschneidet von meinen Gefühlen, dass der Verlustschmerz neu aufflammt und mich zum Weinen bringt, und erst langsam werde ich begreifen, dass ich nicht retten konnte, was ich so erhofft hatte: die Verbindung zu Günters Familie.

4. Januar 2023

In einem Drogeriemarkt schiebe ich mich durch die engen Gänge, suche inmitten von Hunderttausenden nach einem bestimmten Produkt, als mir ein sehr alter Herr mit Stock auffällt, der sich nur zentimeterweise nach vorn bewegt. Auf seinem Gesicht liegt ein Schatten, er sieht sich unsicher um und müht sich um sein Gleichgewicht. Kann ich Ihnen helfen?, höre ich mich fragen. Er sieht mich an mit einem Blick, den ich aus Günters letzter Lebensphase kenne, einem Blick ohne Hoffnung, aber aus schönen, ernsten Augen. Vitamine, sagt er, ich suche Vitamine, so vernehme ich, er ist etwas schwer zu verstehen. Die stehen da vorn, folgen Sie mir, antworte ich konfus, anstatt ihm meinen Arm zur Hilfe anzubieten. Es dauert ewig, bis er am Regal ankommt. Unwillig schüttelt er den Kopf: Nun bringen Sie mal nichts durcheinander. Ich suche Litamin. Ein Schaumbad. Er sagt es streng mit leicht zitternder Stimme. Diesen Mann hat niemand im Leben herumgeschubst, so viel ist klar. Jetzt aber kann er nicht einmal mehr den Knopf seines Mantels richtig schließen. Wie unbarmherzig ist doch das Alter!

Ich haste zum Regal mit Badeartikeln, warte wieder, bis er hinterherkommt. Litamin sehe ich nicht. Eine Mitarbeiterin im weißen Kittel klärt uns auf, dass es nicht vorrätig sei. Ruhig fahren die Augen des auf seinem Stock gestützten Mannes über das Sortiment, dann zeigt er ausdruckslos auf das untere Regal: Dann geben Sie mir das da, bitte. Ich beeile mich, die Verpackung hervorzuziehen, und reiche ihm endlich meinen Arm. Mögen Sie sich bei mir festhalten? Er hakt sich ein, wortlos, im Schneckentempo steuern wir auf die Kasse zu. Dieser Mann rührt mich, etwas an ihm erinnert mich an Günter, als er aus dem Krankenhaus kam und nicht mehr allein laufen konnte. Bald habe ich feuchte Augen, reiße mich zusammen. Als der Mann bezahlt hat, sagt er in die Luft hinein: Rufen Sie mir bitte ein Taxi.

Das fährt schnell vor, ich helfe ihm noch hinein und er sagt Danke.

Wie und wo lebt dieser Greis? Wird oder wurde er geliebt? Hat er geliebt? Wann wird er das letzte Mal ausatmen?

Es dauert Tage, bis ich auf Hannelores Schreiben reagiere. So lange brauchte ich für den Entschluss, überhaupt zu antworten auf diese verbriefte Wut und Missgunst. Jedes Wort wähle ich sorgfältig aus, spreche nur über meine eigenen Gefühle, ohne sie zu attackieren.

Danach geht es mir geringfügig besser. Doch das Gift wirkt weiter.

9. Januar 2023

Grau und trostlos hat das Jahr begonnen, die Tage schlurfen dahin: Am Nachmittag, es regnet ohne Unterlass, ruft Gerdi Klose an, die Mutter der verstorbenen Anja. Damit habe ich nicht mehr gerechnet, mein Brief liegt nun schon Monate zurück. Wir sprechen fast eineinhalb Stunden miteinander, und am Ende starre ich bloß noch hinaus in den nun vom Dunkel umhüllten Regen. Auch in mir breitet sich Finsternis aus. Unfassbar, was das Leben anrichten kann: Ihre Tochter sei mit Ende Vierzig an Lungenkrebs erkrankt, erzählt die verzweifelt weinende Mutter; kurz zuvor habe Anja einen Mann kennengelernt, einen Kollegen, der habe sich über sie und ihre Krankheit gestülpt, habe sie von Arzt zu Arzt, von Klinik zu Klinik geschleppt und ihr den Kontakt zu ihrer Mutter untersagt. Er war eine Obsession, er wollte sie für sich allein, schluchzt Gerdi Klose. Sie habe immer mal wieder an Anjas Wohnung nachgesehen, ob das Klingelschild mit ihrem Namen noch existiere, *und dann war ich wieder beruhigt*. Im Übrigen sei es ihre Eigentumswohnung, in der dieser Mann jetzt allein lebe.

Und dann habe sie ausgerechnet von der gemeinsamen Zahnärztin erfahren, dass ihre Tochter längst gestorben sei. Frau Klose schluchzt erneut auf. Es habe Wochen gedauert, um herauszufinden, wo Anja bestattet sei, aber auch den Zutritt zu ihrem Grab habe ihr der Mann verwehrt und drohend über seinen Anwalt ausrichten lassen, dass er jeden Tag dort sei, *um meine Liebste zu bewachen.*

Sie traue sich jetzt nicht mehr allein auf den Düsseldorfer Nordfriedhof, *auf dem ja nie ein Mensch zu sehen ist.*

Ich biete ihr an, sie bei Gelegenheit dorthin zu begleiten, und sie nimmt das Angebot dankend an.

Am Ende des Telefonats, ich hatte sie lange unterdrückt, schlüpfte mir doch die Frage über die Lippen, ob Anja ihr einziges Kind sei. Nach einer langen Pause murmelt sie kleinlaut: Da ist noch eine Tochter. Ich habe sie seit zwanzig Jahren nicht mehr gesehen.

12. Januar 2023

Ich bin zu einem Neujahrsempfang eingeladen und entschließe mich, mein Hochzeitskleid anzuziehen. Es ist ein dunkelblaues, hochgeschlossenes, mit angedeuteten Plissees versehenes Midi-Modell. Damals hatte ich dunkelblaue Pumps, einen dezenten Haarreifen und einen Brautstrauß dazu kombiniert; Günter trug ein dunkelblaues Jackett, ein weißes, modisches Hemd mit Krawatte und eine hellgraue, eng geschnittene Hose.

Mit den flachen Schuhen, die ich heute zu dem Kleid trage, sieht es weniger festlich, eher formell aus, ein bisschen wie ein Gouvernantendress.

Und doch fühlt es sich richtig an, das Kleid zu tragen, keine Ahnung warum.

14. Oktober 2020

Günter und ich fahren an die Ostsee, in unser geliebtes Reetdach-Hotel. Der Sommer ist weitergezogen und mit ihm die Hitze und die langen Tage und das Lachen am Strand. Still ist es in der Hohwachter Bucht, bis auf ein paar säumige Zugvögel, die konfus und laut schreiend über die wenigen Dächer segeln, so, als hätten sie die Orientierung verloren. Unser erster Strandspaziergang endet schnell. Günter kann kaum laufen, er habe Schmerzen im Bein, sagt er. Nach wenigen Metern muss er sich auf eine Bank setzen. Ich halte seine Hand und will die leise Melancholie in mir nicht fühlen. Doch diese Melancholie wird mich in den kommenden Tagen nicht mehr verlassen, und an meinem Geburtstag – zwei Tage später – wird sie sich zu einer tiefen Traurigkeit ausweiten. Ich schleppe mich kraftlos durch den Tag, weiß nicht, was mit mir ist, und versuche verzweifelt, mich nicht gehen zu lassen. Günter sieht mich ratlos an.

Heute weiß ich, dass irgendetwas in mir ahnte, dass es das letzte Mal war, dass wir beim Aufwachen das Meer bestaunten, dass es mein letzter Geburtstag war, den ich mit ihm zusammen sein würde, und dass wir auf dem Heimweg das letzte Mal in Bornhöved Halt machen würden, dem grünen Rastplatz seiner Kindheit unter dem hohen, hellen Himmel.

Der Körper weiß es lange vor dem Ereignis, noch bevor die Seele es wahrzunehmen vermag, im Guten wie im Schlechten.

Der Schriftsteller Gert Heidenreich hat einmal die Geschichte erzählt, wie er seine Frau Gisela kennengelernt hat.

Beide waren jung, lebten in einer Münchner Wohngemeinschaft, mochten sich und kamen gut miteinander aus. Mehr nicht. Eines Tages eröffnete sie ihm beim Mittagessen, dass sie am Monatsende ausziehen werde: »In diesem Augenblick ist mir schlecht geworden, so sehr, als wäre der Kreislauf zusammengebrochen«, erzählt Gerd Heidenreich. »Von diesem Augenblick an ging es bergauf mit uns beiden, bis wir schließlich heirateten.«

Günter und ich haben die Ostsee verlassen, zum allerletzten Mal gemeinsam.

In Bornhöved, dem grünen Rastplatz, sind wir noch einmal zur leicht erhöhten Vicelin-Kirche hinaufgelaufen, dem historischen Dorfkern, gleich neben dem Café Elend. Die Kirche war verschlossen. Hier hatte er vor vielen Jahren sonntags den heiligen Texten gelauscht. Wir setzten uns auf die Bank vor dem roten Backsteinbau und lehnten uns aneinander, ohne zur Ruhe zu kommen.

Ein kühler Wind trieb uns bald wieder fort. Auf dem Kirchhof kamen wir an einem überdachten Schriftenstand mit großem Kerzenhalter vorbei. Wie hätte ich ahnen können, dass ich ein Jahr später weinend und zitternd an diesem Stand eine Kerze anzünden würde? Für unsere lieben Verstorbenen, stand auf dem Schild über den flackernden Lichtern.

Bevor wir uns ins Auto setzten, um nach Hause zu fahren, habe ich vor dem alten Scheunentor noch ein Foto von ihm aufgenommen. Wieso habe ich damals nicht bemerkt, wie krank er auf dem Bild schon aussah?

Ich musste sechzig Jahre alt werden, um meinen Lebensmenschen zu finden. Sein andersgeartetes Wesen half mir, Dinge neu wahrzunehmen; umgekehrt war es vermutlich ähnlich. Wie gern hätte ich die Welt einmal durch seine Augen gesehen.

So verschieden unsere Charaktere waren, so ähnlich waren sich unsere Seelen, oder, was immer es ist, was wir für Seele halten.

Die Liebe verwandelt, sie macht Hässliches schön. Günter hatte am linken Fuß einen sogenannten Hallux valgus, einen erblich bedingten Schiefstand des großen Zehs, bei dem ein Ballen sich zur Seite wölbt. Diese Ausformung war für mich früher der Inbegriff von Hässlichkeit.

Vorzugsweise am Strand, am Pool oder einfach auf sommerlichen Straßen starrte ich zwanghaft auf die mich umgebenden Menschenfüße; ein Hallux hatte den Stellenwert eines ekelerregenden Reptils. Jeden Morgen beim Aufwachen hielt ich meine Füße hoch, um erleichtert das Ausbleiben eines solchen Wildwuchses an mir zu begrüßen.

Es war ein Tick, ausgelöst durch einen Urlaub am Meer, bei dem ich eine Woche lang den krummen Zeh einer sehr lieben Freundin vor Augen hatte, die neben mir auf einer Liege döste.

Sie hatte die Zehennägel in einem grellen Rot lackiert, passend zum Badeanzug. Sie schämte sich für den Hallux und drehte, um ihn zu verbergen, häufig den Fuß nach innen, was ziemlich bescheuert aussah. Dreimal in dieser Woche erwähnte sie aufstöhnend, dass sie ihn jetzt endlich operieren lassen wolle, aber Angst davor habe.

Danach wurde ich zur Hallux-Hasserin, bis ich meinen Günter traf.

Ihm war diese Fußauswölbung nicht so wichtig, wie ja auch das Schöne an ihm selbst ihm nicht viel bedeutete. Jedenfalls kam es mir so vor.

In der ersten Zeit guckte ich ab und an noch prüfend auf seinen Fuß, doch diese Strenge wurde mit der wachsenden Vertrautheit weniger und verschwand dann ganz.

Wie oft haben danach seine Füße auf meinem Schoß gelegen; besonders gern habe ich den Ballen gestreichelt. Und irgendwann war ich überzeugt: Ich hielt die niedlichsten Füße der Welt in den Händen.

Nie wieder habe ich mich seither für die krummen Zehen anderer Leute interessiert.

31. Dezember 2022

Die drei Büsche auf Günters Grab, hellgrüne Gräser, haben sich seit dem Sommer kaum verändert. Eine richtige Erklärung, wieso nach einer Bepflanzung mit Sommergräsern und schnell verblühenden Hornveilchen drei Büsche aus der Erde wachsen und sich hartnäckig halten, hat nicht einmal der das Grab pflegende Friedhofsgärtner. Es bekümmert ihn auch wenig.

Mich beschäftigt es. Heute habe ich drei passende rote Rosen mitgebracht, wie ich es schon seit Monaten halte. Warum drei Büsche, die in der Mitte zusammentreffen? Einer für jede Frau, die er liebte, für seine Töchter und für mich? In alles muss ich etwas hineininterpretieren, in alles, was mit ihm zu tun hat.

Vor zwanzig Monaten hat er seinen Körper verlassen. Zum ersten Mal spüre ich, wie fern er schon ist. Gleichzeitig fühle ich mich eins mit ihm und seinem Schweigen.

Ich höre mich mit ihm sprechen, unzusammenhängende Sätze murmeln. Kein Mensch ist heute, am letzten Tag das Jahres, auf dem Friedhof zu sehen. Ich stehe da, weltverloren, mit leerem Blick, und werde wieder still.

Abends, während einer Einladung bei Freunden, erzählt ein Gast beinahe heiter, dass sein ehemaliger Germanistik-Professor gestorben sei. Auch ich hatte vor vielen Jahren Vorlesungen bei ihm gehört und reagiere betroffen. Bis mein Tischnachbar sagt: Sein Leben war vollendet. Was für ein schöner, weisheitsträchtiger, tröstend in mich einsinkender Satz! Vollendung, im Lateinischen perfectio, bedeutet Unübertrefflichkeit. Ein großes Wort, es begleitet mich sanft hinüber ins Neue Jahr.

August 2019

Eine Freundin hat uns dazu animiert, dem Allgäuer Lions Club Oy Via Salina beizutreten. Etwa zwanzig Mitglieder treffen sich regelmäßig im Hotel Schlossanger Alp, pflegen ihr Gutsein durch begeistert vorgetragene Hilfsprojekte in aller Welt, ihre Geschäfte, Kurzreisen, Hütten-Wanderungen, Golf- und Tennisturniere.

Die erste gemeinsame Fahrt soll ins Engadin gehen, organisiert von Gioconda Segantini, Clubmitglied und letzte lebende Enkelin des Malers Giovanni Segantini. Oben in Maloja, an der gleichnamigen Passstraße, dort, wo die Schweiz Italien küsst, hatte sie Jahre zuvor die kleine, profanierte Kirche gekauft, in der ihr Großvater aufgebahrt worden war, nachdem er in einer Hütte bei Pontresina mit einundvierzig Jahren gestorben war.

In dieser Kirche sind jetzt Bilder seiner Urenkelin ausgestellt; aus Anlass der Eröffnung ist die Lions-Gruppe zu einem großen Fest geladen, auch die anderen Programmpunkte des Drei-Tage-Trips lesen sich vielversprechend.

Am Samstag, dem 3. August, reisen wir Teilnehmer unabhängig voneinander an, am Abend werden wir alle in einem Hotel in Silvaplana zusammentreffen.

Die Autofahrt über den Fernpass hinauf ins Oberengadin gehört zu den schönsten Europas. Günter und ich machen auf halbem Weg Halt, um das auf einem Berg klebende Dorf Guarda zu besuchen, in dem der Schellen-Ursli beheimatet ist, die berühmteste literarische Kinderfigur der Schweiz. Immer, wenn mein Mann mit einem Wirbel zu kämpfen hat, bei dem eine Haarsträhne sich ungefragt und zitternd aufrichtet, nenne ich ihn Ursli, weil doch der Schweizer Bub in dem Bilderbuch ähnlich lustiges Haar trägt. Und immer versuche ich mit zärtlicher Hand dem Wirbel beizukommen.

Steil geht es hinauf, knapp unterhalb des verkehrsfreien Dorfes müssen Besucher zu Fuß weiter. Das winzig kleine Schellen-Ursli-Museum hat vorübergehend geschlossen, aber auch so verströmt das Dorf einen eigenwilligen Zauber.

Wir durchstreifen die Gassen mit den schön bemalten, fast alle aus dem sechzehnten und siebzehnten Jahrhundert stammenden Häusern, in denen die Einheimischen Rätoromanisch sprechen. Hier hat die Zeit keine Eile. Im Gartencafé des Hotel Meisner mit Blick auf die Unterengadiner Dolomiten verhilft uns ein Schümli-Kaffee zu neuer Energie. Wir lehnen uns zurück und staunen. Fast ist sie wieder da: die Vollkommenheit eines Augenblicks.

Der nächste Tag in Silvaplana verspricht kühlere Temperaturen: durchsichtiges, unfassbar klares Licht fällt über Berge und Hochebenen, über Seen und Nadelwälder. In Vierergruppen trägt uns die Seilbahn auf den Muottas Muragl bei St. Moritz. Von dort wandern wir hinauf zur Segantini-Hütte, in der der Maler sterbend seine letzten Tage zubrachte.

Völlig außer Atem komme ich an der Hütte an, irgendetwas stimmt nicht mit mir.

Als am Abend in der nahegelegenen Maloja-Kirche die Ausstellung eröffnet wird und italienische Musikanten um ein Engadiner Buffet herum lautstark zur Dolce Vita blasen, ist mein Unwohlsein vergessen. Ein Glas Rotwein hebt mich weit hinauf in himmlische Gefilde. Ich fühle nichts als grenzenlose Freude, bin umringt von klatschenden und singenden Menschen. Günters Augen glänzen im Schein der Kerzen auf. Bis weit nach Mitternacht hallt die Musik hinaus in die dunkle Nacht. Das ist ein Fest!

Am nächsten Morgen fühle ich mich schlapp. Schon in der Früh geht es nach Sils Maria, dem magischen, von Dichtern und Philosophen besungenen Ort. Die Besichtigung des Nietzsche-Hauses, eines kleinen Museums im Ortskern, und die anschließende Fahrt über den Silser See lassen mich die Mattheit beinahe vergessen.

Tage später, zurück in Düsseldorf, zeigen meine Blutwerte dramatisch erhöhte Eosinophile an. Der Arzt überweist mich ins Krankenhaus: Röntgenröhren,

Computertomografien, Bronchoskopien und ratlose Ärztegesichter nähren die Furcht vor einer schlimmen Diagnose.

Günter kommt mich jeden Tag besuchen, wenn die Untersuchungen gelaufen sind.

Zieht er, ein, zwei Stunden später mit traurigem Gesicht wieder davon, versinke ich in Apathie und düsteren Gedanken:

Was wird mein Liebster tun, wenn ich nicht mehr bin, und wie soll er noch einmal einen solchen Verlust verkraften? Und wie wird meine arme Stephanie zurechtkommen?

Nach quälend langen Tagen, endlosen Wartereien auf die sogenannte Visite kommt der Befund: eine doppelseitige, atypische Lungenentzündung, die mit großen Mengen Cortisol behandelt werden muss. Es hätte besser kommen können, aber auch schlimmer.

Unsere für September gebuchte Reise zu Dorit in die USA müssen wir absagen.

25. Februar 2023

Mein Günter, heute vor zehn Jahren sind wir uns begegnet. Um elf Uhr vormittags.

Weißt du es noch? In deiner neuen Heimat, da oben bei den Sternen? Steht es in dem Buch geschrieben, das einmal dein Leben war? Dieser Augenblick im Treppenhaus ist für mich verstörend weit weg. Hat er in einem anderen Leben stattgefunden?

Wie zärtlich wäre es, wir könnten uns heute gemeinsam erinnern. Mit dem Pott Kaffee in der Hand, morgens im Bett.

Und wie wäre es gewesen, wenn wir uns in jungen Jahren getroffen hätten? Hätten wir einander erkannt, gar zusammengefunden? Wie oft habe ich mir das schon vorgestellt! So sehr ich es mir wünsche, ich fürchte, mir hätten Reife und Intuition gefehlt, das Juwel in dir zu erkennen. Du wärest mir zu bürgerlich gewesen, womöglich zu schweigsam. Und ich für dich? Meine Verrücktheiten hätten dich eher überfordert, allenfalls die stark abgeschwächte, altersbedingte Version meiner Selbst vermochte dich zu amüsieren.

April 2013

Wir kennen uns ein paar Wochen, etwas holprig finden unsere Lebensbetriebe zueinander.

Zwischen unseren Wohnorten liegen sechshundert Kilometer, die Zusammenkünfte wollen gut koordiniert sein.

Günter ist mit einem Kollegen von München aus zu einem Termin ins polnische Katowice geflogen. Es geht um eine Beratung für einen Chiphersteller, soweit ich das verstehe. Zweimal täglich ruft er an, wie das so ist in den Anfängen.

Jedes Gespräch ist aufregend, so aufregend, wie es später nie mehr sein wird. Es hilft, das noch wackelige Liebeskonstrukt zu festigen: Wir informieren einander über die jeweiligen Standorte – wo bist du gerade? –, erkundigen uns nach dem Befinden – hast du gut geschlafen?, oder: gehst du bald schlafen? –, verbunden mit dem unbedingten Willen, zu gefallen. Dann quillt Stille aus den Hörern, bis ihm oder mir noch etwas einfällt. Am Ende, kurz vor dem Auflegen, schnürt einer von beiden das Konstrukt noch fester zusammen: Ich freue mich auf dich, oder so ähnlich.

Günter hat seinen Rückflug umgebucht nach Düsseldorf.

Es muss Anfang 2012 gewesen sein, als ich mit dem damals siebenundachtzigjährigen Schriftsteller Dieter Wellershoff in seiner Kölner Wohnung ein Interview geführt habe. Er hatte gerade einen Herzinfarkt überstanden. Kurz berichtete er davon, sah zum Fenster hinaus und sagte mit froh leuchtenden Augen: Ich werde wieder einen Frühling sehen, so, als habe er damit nicht mehr gerechnet. Er lebte noch über sechs Jahre. Als ich die Todesnachricht im Radio hörte, saßen Günter und ich im Auto kurz vor München. Ich weiß noch, dass mir durch den Kopf ging, dass mein Liebster hoffentlich auch so ein Alter erreicht, erreichen muss, und dass dieser Wunschgedanke mir Ruhe gab.

Juni 2013

Noch immer tasten wir uns an unser beider Lebensgewohnheiten heran. Seine Vorliebe fürs Campen teile ich nicht, bin stattdessen mit Vorurteilen beladen. Unvorsichtigerweise lasse ich mich breitschlagen, ein Wochenende an der holländischen Nordseeküste die Vorzüge seines dafür ausgestatteten, nagelneuen VW-Busses auf mich wirken zu lassen. Das Fahrzeug hat einen ausfahrbaren, zum Schlafen geeigneten Aufsatz, so hat Günter es mir erklärt. Selbstverständlich gehört er nicht zu jenen Campern, die mit Bierflaschen in den Händen und Plastiklatschen an den Füßen vor ihren Wohnmobilen den Tag auf- und niederziehen sehen. Bei ihm ist Naturverbundenheit die treibende Kraft – und eine beinahe kindliche Abenteuerlust, die er aus seiner Zeit in den USA herübergerettet hat, diesem wilden, weiten Land.

Schon auf der Hinfahrt weiß ich, dass es ein Fehler war, mich auf dieses Manöver einzulassen. Es ist noch kalt für die Jahreszeit und der Himmel hat nichts zu bieten außer einem grauen Dach. Wildcampen ist verboten, das Einzige, das mich gereizt hätte. Es geht also auf den Campingplatz, dessen Abläufe mir völlig fremd und zudem völlig gleichgültig sind.

Irgendwann stehen wir auf einem Platz zwischen lauter anderen Campern. Meine Laune sinkt ins Bodenlose: Nach dem Abendessen in einem nahegelegenen Restaurant verweigere ich die Camper-Gemeinschaftsdusche und verzichte auf jede Ganzkörperkultur. Danach sitze ich mit versteinertem Gesicht auf dem Fahrersitz, während Günter seelenruhig allerlei Zubehör hervorkramt und mit viel Geschiebe und Gezurre den Bus-Aufsatz in eine Schlafstatt umfunktioniert. An meiner demonstrativen Haltung erkennt er endlich, dass ich ungeeignet bin für solche Art von Romantik.

Schon als Kind hat alles Glänzende mich angezogen: das Geschmeide am Hals einer Frau, der Kerzenleuchter bei Nacht, das Wasserglitzern im Sonnenlicht. Das einzig Glamouröse hier sind Günters schöne, vorwurfsfreie Augen.

Selbstverständlich schlafe ich kaum im ersten Stock des VW-Busses, fühle mich fehl am Platz wie nie zuvor in meinem Leben und sehne den nächsten Morgen herbei. Gott sei Dank hat es zu regnen begonnen, und wir fahren zurück nach Düsseldorf. Schweigend! Unterwegs schwirren böse Gedanken wie Hornissen durch mein Hirn, und dann höre ich mich aussprechen, was ich gar nicht sagen will und auch nicht meine: Ich denke, es wird doch nichts mit uns.

Günter antwortet nicht, ganz ruhig sitzt er am Steuer, nach einer Weile sagt er bloß: Mhh.

Das ärgert mich noch mehr, mein innerer Dämon wütet weiter, und den Rest der Fahrt spreche ich nicht mehr, wie ein beleidigtes Kind starre ich bloß noch geradeaus.

»Was will das Weib?«, hat Sigmund Freud in den Kosmos hinausgerufen. Trotz dreißigjähriger Forschung an der weiblichen Seele hat er es nicht herausgefunden.

Und auch ich weiß gerade nicht, was ich will, was ich tue und warum ich es tue.

Zu Hause spreche ich erneut aus, was ich gar nicht sagen will: Ich empfehle Günter, schon mal seine Sachen zu packen.

Nach einer Weile fängt er ziemlich verdattert damit an, und ich wäge ab, wie weit ich gehen kann, ohne dass er endgültig weg ist.

Ich warte bis zum letzten Moment, bis er mit seiner Reisetasche im Treppenhaus angekommen ist, dann rufe ich ihm nach: Günter! Bloß das eine Wort.

Er dreht sich um, sieht zu mir hinauf und kommt mir dann langsam entgegen. Sein Gesicht spiegelt ein Gemisch aus Verärgerung und Traurigkeit. Ich lasse dem Drama freien Lauf und falle ihm um den Hals.

Wie nah war ich damals daran, mich um das Glück meines Lebens zu bringen.

23. Februar 2023

Ein Kollege und ich treffen uns zum Mittagessen und landen irgendwann bei dem ergiebigen Thema Tod. Er erzählt von dem Suizid seines Neffen vor einigen Jahren, der erst Mitte Zwanzig war. Noch immer ist dem

Kollegen die Erschütterung anzumerken, er hält seinen Kopf mit beiden Händen fest und schüttelt ihn. Damals habe seine und die Familie seines Bruders sich im Trauerhaus verschanzt und Stunden, nein Tage wie in einer Raumkapsel zugebracht, fern der Wirklichkeit. Man habe sich unterhalten, sogar gelacht. Die mit dem unerhörten Ereignis im Zusammenhang stehenden Besucher oder Postboten wurden nicht hereingelassen, Tür- oder Telefonklingeln abgestellt.

Die Schilderung erinnert an das jüdische Schiwa-Sitzen, bei dem die nächsten Angehörigen des Verstorbenen nach der Beerdigung sieben Tage auf niedrigen Stühlen kauernd zusammen trauern. Beieinandersein, das Leid im engsten Kreis teilen, das ist es wohl, was das Leid ertragen hilft.

3. März 2023

Heute kommt Silke aus London nach Düsseldorf, auch, um eine Wohnung in ihrem Haus in der Gustav-Mahler-Straße zu begutachten, in dem ich einst meinem Mann begegnet bin. Eine Mieterin ist ausgezogen.

Aber auch Hannelores Geburtstag am 5. März soll gefeiert werden, zu dem Silke als Nichte eingeladen ist. Ich bin es selbstverständlich nicht. Silke kommt am Vorabend zu mir nach Hause, um über unsere Nachlassangelegenheit zu sprechen. Jedenfalls denke ich das.

Das Wiedersehen ist ohne Wärme, die schönen, familiären Tage in Görisried aus dem letzten Oktober sind weit weg. Die Geschwister haben jetzt den Erbschein erhalten und warten auf die Freigabe des Vermögens, erfahre ich. Mehr nicht. Wir sitzen auf dem Wohnzimmerteppich, trinken Kaffee und suchen nach den richtigen Worten. Während Silke mich ansieht, versinke ich in den Augen meines Mannes. Sie spricht über ihre finanziellen Sorgen, über die Probleme der Kinder in der Schule, ich spreche über Günter und über meine Trauer. Worüber auch sonst? In der Fassade von Silkes Distanziertheit zeigen sich erste Risse.

Und dann brechen die Tränen aus mir heraus, und auf einmal weinen wir beide. Wir weinen um Günter, um die ganze verfahrene Situation in der Erbengemeinschaft, wir weinen, weil wir uns eigentlich mögen – und am Ende fallen wir uns in die Arme und versuchen zu retten, was so schwer zu retten ist.

Und dann sagt sie schluchzend: Ich habe doch keine Mutter mehr, du könntest meine Mutter sein.

Als sie fort ist, zerfällt mein Ich in Hunderte Einzelteile. Ich schleppe den Rest von mir auf ein Sofa und versinke ins Nichts.

Der nächste Tag, ein Sonntag, erhebt sich nur langsam aus dem Dunkel der Nacht.

Ich will nicht wachwerden, ich will nicht denken, ich will nicht fühlen. Heute werden sie Geburtstag feiern, die Gläser werden klirren und der Wein wird strömen. Und der Geist von meinem Günter wird irgendwo zwischen ihnen sein.

Und ich bin ausgestoßen.

Am Nachmittag kommt meine liebe Stephanie, und wir fahren zum Friedhof. Das Grab sieht trist aus, irgendein Tier hat Kot auf einem der Grasbüschel hinterlassen, die Rosen in der Vase sind grau geworden. Zum ersten Mal nach all den Monaten keimt keine Liebe auf in mir und auch kein Verlustschmerz. Nur dumpfe, irrationale Ablehnung: Wie kann er es zulassen, dass so viel Kummer auf mich niederprasselt? So viel nicht enden wollender Kummer?

Alles, was schön war zwischen uns, ist durchtränkt vom Gift der Erbstreitereien, von Worten des Neides und der Missgunst.

Ich fühle mich schuldig.

Nach kurzer Zeit verlassen wir das Grab, gehen sehr langsam davon, vorbei an den vielen Grabsteinen mit den eingravierten Epilogen.

In den darauffolgenden Tagen fühlt es sich an, als wäre mein Liebster nie dagewesen, als wäre er nur eine poetische Idee von mir. Ich versinke in eine depressive Stimmung, aus der ich mich nur mit Mühe befreien kann. Draußen fällt Schnee auf die bereits blühenden Forsythien. Ich starre zum Fenster hinaus und frage mich unentwegt, was das Leben eigentlich soll.

10. März 2023

Luftig und süß ist der Frühling über das Land gekommen – und mit ihm eine neue und doch wohlbekannte Traurigkeit. Jene, die Menschen, vielleicht sogar auch andere Lebewesen heimsucht, wenn Seelenzustand und blühende Heiterkeit nicht zusammen schwingen wollen. Die spontane Einladung einer Frau, von der ich nicht weiß, ob ich sie Freundin oder Bekannte nennen soll, reißt mich aus diesem Seelendunkel heraus. Ich raffe mich auf: Sandra Metz, eine trittsichere und talentierte Netzwerkerin, hat in ein Restaurant geladen, und ich bin gespannt, welches Anliegen sie hat.

Schon bei der Begrüßung fällt mir auf, dass in ihren Augen eine ungewohnte Schwere flackert. Sie plaudert fahrig über dies und das, will viel von mir wissen, und spätestens beim Dessert weiß ich, dass sie gar kein Anliegen hat. Als sie tief durchatmet und ich sie fragend ansehe, drängt es aus ihr heraus: Johannes hat mich verlassen!

Ich kenne ihren Mann bloß flüchtig, dennoch erschüttert mich dieses Bekenntnis. Sie erzählt eine Geschichte, wie sie sich jeden Tag auf der Welt vielfach ereignet: von schleichender Entfremdung, von Enttäuschung und Verlustangst.

Ihren Worten kann ich entnehmen, dass sie ihn unbedingt zurückhaben möchte und dass sie sich schrecklich allein fühlt. Es fällt mir schwer, etwas Tröstendes zu sagen, weil wir nicht besonders vertraut miteinander sind und es auch keinen Trost gibt. Ich schweige und sehe sie ruhig an und hoffe, so mein Mitgefühl ausdrücken zu können.

Noch eine von diesen einsamen hinterbliebenen Frauen, die sich ab jetzt allein durchs Leben hangeln müssen, denke ich, als ich heimfahre.

Oktober 2016

Der Weg in die Vergangenheit ist weit offen. Wir hatten ein Haus am See gemietet, im schleswig-holsteinischen Grebin. Ein kleines, betörend schönes Reetdach-Haus mit einer kleinen Sauna, die vom Wohnraum aus zugänglich war, und einem Steg im Wasser, an dem ein Ruderboot festgebunden war. Ich erinnere mich bloß noch an wenige Einzelheiten, nur daran, dass es sechs wunderbar friedvolle Tage waren. Eines Nachmittags, Günter ruderte mich übers Wasser, vorbei an dichtem, goldenem Gestrüpp, blieb das Boot mit einem Mal stecken. Wir waren etwa fünfzig Meter weg vom Ufer, außer uns war kein Mensch zu sehen. Günter versuchte mit den Rudern, das Boot freizubekommen, doch es bewegte sich nicht.

Nach mehreren vergeblichen Versuchen legte er sie zurück ins Boot, lehnte seinen Kopf zurück und schloss völlig entspannt die Augen, fast schon genießerisch. Um uns herum nur Stille.

Als sich langsam Unruhe in mir erhob und ich zu nörgeln anfing, versuchte er es erneut, lächelnd, und wie von Geisterhand schob der Kiel des Bootes sich wieder langsam durch das Wasser.

Hätte ich doch bloß seine unerschütterliche Gelassenheit, habe ich damals gedacht. Beim Abendessen haben wir uns wie die Kinder ausgemalt, wie es gewesen wäre, wenn wir hätten zurückschwimmen müssen.

Damals, in meiner Umtriebigkeit, hätte ich mir nicht vorstellen können, für immer im Haus am See zu bleiben. Heute wäre es für mich die Vorstellung vom Paradies.

Brigitte Haertel, Journalistin, ist Herausgeberin und Chefredakteurin des von der Kirche unabhängigen katholischen Magazins THEO, das sie gegründet hat. Davor hat sie als freie Autorin für die SÜDDEUTSCHE und andere Zeitungen geschrieben. Sie lebt in Düsseldorf, wo sie auch studiert hat: Germanistik und Geschichte.

VERLAGSGRUPPE PATMOS

PATMOS
ESCHBACH
GRÜNEWALD
THORBECKE
SCHWABEN
VER SACRUM

Die Verlagsgruppe
mit Sinn für das Leben

MIX
Papier | Fördert gute Waldnutzung
FSC® C014496
FSC www.fsc.org

Klimaneutral
Druckprodukt
ClimatePartner.com/14549-2003-1001

Die Verlagsgruppe Patmos ist sich ihrer Verantwortung gegenüber unserer Umwelt bewusst. Wir folgen dem Prinzip der Nachhaltigkeit und streben den Einklang von wirtschaftlicher Entwicklung, sozialer Sicherheit und Erhaltung unserer natürlichen Lebensgrundlagen an. Näheres zur Nachhaltigkeitsstrategie der Verlagsgruppe Patmos auf unserer Website www.verlagsgruppe-patmos.de/nachhaltig-gut-leben

Verlagsgruppe Patmos in der Schwabenverlag AG, Ostfildern
www.verlagsgruppe-patmos.de

Umschlaggestaltung: Claudia Ott
Umschlagabbildung: Shutterstock / Sar14ev
Satz: Schwabenverlag AG, Ostfildern
Druck: GGP Media GmbH, Pößneck
Hergestellt in Deutschland
ISBN 978-3-8436-1508-2